湿潤療法の考え方，使い方

入江康仁
秋田大学大学院医学系研究科救急・集中治療医学

中外医学社

推薦の言葉

　創傷治療に関わっておられる全ての医療者に福音となる画期的な本ができました．今回，湿潤療法について，その歴史から治療，予防まで幅広く披露してくださったのは入江康仁先生です．

　入江先生は行動力抜群の先生で，以前，私が救急漢方の講演をしたのが縁で，現在，秋田大学まで漢方の勉強に来ておられます．話を伺うと創傷治療にも精通しておられ，夏井睦先生にも師事されたとのことで，当科の創傷治療にも新しい風を吹き込んでくれています．もちろん，救急医としても優秀で，私も今も休日の救急当番を行っていますが，救急外来・病棟管理ともに安心して任せています．今回，他に類をみないのは抗菌薬の使い方のみならず，漢方治療にも言及している点にあります．数多く漢字が並ぶ漢方処方のいずれを使用すればよいのか簡潔に述べられていますので，読者の皆さんにも身近に感じられるでしょう．また，症例も多数呈示されているので，治療戦略の具体的なイメージも湧きやすくなっています．

　創傷治療は施設の数だけ治療方法が異なっており，患者さんも治りきらない創傷に悩まれている場合もあるかと思います．本書を基に，悩める患者さんの治療にお役立てください．

2020 年 5 月

秋田大学大学院医学系研究科医学専攻
病態制御医学系救急・集中治療医学講座教授　　中永士師明

はじめに

　「湿潤療法」としてこの治療法を世に広められたのは，現在は都内で開業されておられる夏井睦先生です．かつて先生の御経験された患者の中には，従来の治療法で治療困難な症例があり，手探りの中で治療を続けていると，長期経過で治癒されるものがあったようです．そのような症例を1つ1つご検討されて，湿潤療法の理論を確立し，そして長年にわたり診療に従事されておられます．診療された今までの多くの実績症例は夏井先生のHP「新しい創傷治療」内で公開されており，創傷や熱傷などを受傷された多くの患者の希望となり，また治療に当たる医師にも大変参考になっています．

　一方で，この「湿潤療法」はその後，治療法が独り歩きし，もはや原型をとどめていない変法も世に出回っているのも事実です．もちろん，そのような治療法を続けると創部が良くなるどころか悪化する可能性もあり，もはや安全な治療法ではありません．

　しかし，本来の湿潤療法は創傷や熱傷に対して，本当にきれいな状態で治癒させることができ，たとえ深い傷であっても，瘢痕は最小限に止めることが可能です．また消毒剤を使用しないため痛みも最小限で済み，処置後の痛みはまず気になりません．今まで植皮が必要と思われていた創傷や熱傷もそれは必要なくなり，医療費も削減．しかもきちんと処置できるのであれば自宅でも治療が可能であり，簡便さに反してそのポテンシャルは大きいのです．

　実は当直帯で来院される創傷患者，熱傷患者をどのように処置すべきかということは，現場の医師には悩ましい問題なのです．そして一般の方には意外かもしれませんが，医学部で創傷・熱傷の処置方法など詳しく習わないのが実情です．私自身も研修医時代，決まった型の処置指示を受けたことはありませんでした．個人でインターネットで調べたり，

医学書籍などを購入したりして処置方法を学びました．そうして出会った本の中に夏井睦先生の本がありましたが，まだ「湿潤療法」が本当に効果のある治療法なのかは自信が持てないままでした．

その後，幸いなことに夏井睦先生が以前勤めておられた病院に週1回のペースで約2年の間，その診療を見学させていただく機会に恵まれました．当初は浅い創傷や熱傷を診るだけの外来なのだろうと思っていたのですが，今までの診療スタイルであれば確実に入院治療となるであろう多くの患者を外来で診療されており，しかも日を追うごとにみるみる状態が良くなっていくのを目の当たりにしました．私にとってこれは本当に衝撃的なことでした．なぜこのような治療がここだけで行われているのだろう？　もっと広まっていいはずだ，という思いを強くしました．しかし，湿潤療法と付き合っていくに従い，前述のような問題も抱えていること，そしてそれらがある意味，野放しになっている現状も散見されました．「湿潤療法」が今後も臨床で役立てていけるようになってもらわないと，患者に不利益となると思っているのは私だけではないと思います．

私はただの一介の救急医に過ぎませんが，創傷・熱傷は現場で日々目にします．以前勤務していた病院では，救急の初療室に「キズ・やけど外来」を併設して，当院に受診された外傷患者は体の部位に関係なく，すべて当科で処置を行っていました．救急医が創傷や熱傷の初期治療から治癒までを診ているのは，全国でも珍しいと思いますが，これらのほとんどが湿潤療法だけで治っていきます．

「どうして救急医が湿潤療法の本を書くのか？」

「もっと実績のある先生方ではなく，自分がこのような本を世に出していいのか？」

出版のご依頼を受けた際に自問自答しましたが，夏井睦先生の外来で治癒過程を何例も長期に拝見したからこそ，そして自身での治療経験を積んだからこそ，言えることもあると思います．この本は決して完成形ではないと思いながらも，本来ある湿潤療法の方法と考え方を綴ったも

のです．昔の自分が悩んだこと，躓いたことなどわかる今だから書ける
内容にしようと思い，筆を執りました．

　皆様の「湿潤療法」への理解と日々の診療の一助になれば，これほど
うれしいことはありません．

　　　　令和2年5月吉日

　　　　　　　　　　　　　　　　　　　　　　　入 江 康 仁

目 次

1章

創傷治療の歴史

　まず，湿潤療法の考え方の理解を深めて頂くために，創傷治療に対する先人たちの業績を紐解いてみたいと思います．

A　古代の治療法

　少し調べてみると創傷や熱傷に対して，人々は太古の昔から様々なアプローチをしていたことがわかります．

　古代エジプトにおいては，紀元前 2500 年頃の陶板に創傷を水とミルクで洗い流した後，蜂蜜と樹脂でドレッシングしたと記載されています．

　メソポタミアでは粘土を用いてドレッシングが行われ，インドの「Sushruta Samhita」という外科書にはなんと 14 種類の包帯とドレッシングの記載があるそうです．

　また新約聖書（Lukes 伝 10 章 34 節）には，よきサマリア人が怪我人に対してオリーブオイルと葡萄酒を注いで包帯をしたことが記載されているのは有名です．

　わが国にも，古事記に大国主が皮を剝がれた因幡の白兎を蒲の穂で癒した逸話が残っています．

　このように先人たちは自分の経験や人から聞いた治療法を実践し，ときに治癒し，ときに感染をきたして命を脅かされながらも，暗闇の中で試行錯誤をしていました．

　ローマ帝国時代のギリシアの医学者であり，その学説がその後ルネサンスまでの 1500 年以上にわたり，ヨーロッパの医学およびイスラームの医学において支配的なものとなったクラウディウス・ガレノス

（Claudius Galenus）は[1]，2世紀頃，葡萄酒を染み込ませた布によって創部をドレッシングすることで，初めて創傷を湿らせることを提唱します．しかし，創傷治癒過程には膿の形成が必要 "pus bonum et laudabile"（膿は良いもので称賛されるもの）という古からの考え方が，彼は膿が創傷治癒過程に必要などとは信じていなかったにもかかわらず[2]，いつの間にか彼が唱えたこととなって箔がついて広まり，これが結果的に創部を乾燥させるという行為に結びつき，以後18世紀まで「乾かす」ことが創傷治療の原則となったようです．

B　近世の治療法

16世紀に入るとパラケルスス（Paracelsus，本名：Theophrastus von Hohenheim）が『大外科学（Die grosse Wundartzney)』の中で，従来の創傷治療に反論を唱え始めると，近代外科の父と言われるアンブロワーズ・パレ（Ambroise Paré）も，それまでの "化膿は治癒に好ましい" とされた治療法をより痛みの少ない治療法に変更させました．当時，銃創には沸騰したニワトコ油を注ぎこむ沸騰油療法が行われていました．生きた人間に麻酔なしで熱した油を注ぐわけですから，その痛みは想像を絶します．ところが，彼がフランス軍のトリノ遠征で軍医として従事した際，ニワトコ油が切れたため止むなく，卵白，バラの香油とテレピン油で処置したところ，患者は痛みを訴えず，炎症も軽く済んだのです．一方で煮えたぎった古い油で処置された負傷者達は，高熱を発し，傷口は炎症を起こして腫れ，激しい痛みを訴えている有様であったので，それ以後，彼は沸騰油療法を避けました[3]．この経験をもとに，『銃創の治療法（The Method of Treating Wounds Made by Arquebuses)』を出版し，軟膏療法を広めました．

C　感染への気付き

1847年，ハンガリー出身のセンメルヴェイス・イグナーツ（Ignaz Philipp Semmelweis：以下 Semmelweis）は，産褥熱がいわゆる接触感

染によって起こることに気付き，産褥熱の防止に次亜塩素酸カルシウムを用いることを『産褥熱の病理，概要と予防法（Die Ätiologie, der Begriff und die Prophylaxis des Kindbettfiebers)』と題した本にまとめて出版しました[4]．1840年代，産婦が産褥熱により死亡する確率は最高30%にも上りました．そこで彼は，死体解剖室から出た後（信じられないですが，当時は分娩室が死体解剖室の隣にあり，産科医は解剖着のまま分娩に臨んでいたそうです)，および他の患者の診察から産婦の診察に移る際には，必ず塩素溶液で手洗いをするように指示すると，産婦の死亡率は指示前の12%から1%に激減しました[5]．しかし，当時は細菌や消毒法が知られていない時代であり，傷は化膿するのが当然で化膿することにより治るとその頃まで考えられていました．また医療は神聖なものであり，その彼ら自身が産褥熱の原因となっていると認めることにも抵抗がありました．Semmelweis は最終的に神経衰弱に陥り，ウィーンにある精神病院でその生涯を閉じました．

　しかし1876年，ロベルト・コッホ（Heinrich Hermann Robert Koch）が初めて炭疽菌の分離および純培養に成功します．科学的な実証実験によって病気と病原体との因果関係を証明した最初の報告であるこの発見は，4条件からなるコッホの原則の基となり，特異病原体説（Germ theory of disease）の概念を確立しました．

　疾患がある特定の病原菌によって引き起こされることが証明されたことを受けて，Semmelweis は名誉を回復するとともに，創傷治療は「如何に感染を起こさないようにするか」ということが焦点となっていきます．

D　近代の治療法

　そのような背景の中で，1867年にジョゼフ・リスター（Joseph Lister: 以下 Lister）が，消毒法の概念を確立します[6]．術部に「フェノールに浸したリント布で傷を覆うと傷が化膿しない」ことを発表し，自身の消毒技術によって術後の患者の死亡数が激減したことを報告した

のです．これにより創部への細菌の侵入を防ぐ目的としての「創傷被覆」
と化膿しないための条件である「乾燥状態の維持」が創傷管理の2大原
則となりました．こうして創傷感染の対策として消毒・乾燥という一定
の答えが示されたため，それ以後，約1世紀にわたって創傷治療の基本
として定着しました．

　まだ筆者自身が幼かった頃，傷を負った際には「オキシドール」と「赤
チン」（現在は使用が中止されています）で消毒し，絆創膏を貼られた
記憶があります．どこのご家庭にも救急箱があり，ガーゼとそれらの消
毒瓶が置かれていたと思います．

　ところが，このような処置を行っても感染をきたすことはあり，今と
比べれば創感染から死亡する患者はまだ多くいたのです．

E　現代の治療法への歩み

　創感染を起こさせないことに人類はこのように知恵を絞って克服して
きました．そうして死亡率を下げ，戦傷者の生存率を上げてきました．

　一方，1919年にアレクサンダー・フレミング（Alexander Fleming）
は創部への消毒は創傷治癒を遅延させることを報告します[7]．まだ彼が
ペニシリンを発見する9年前の話です．彼の先見の明には驚かされま
す．そして1928年，抗生物質という感染症を克服する根本的な解決法
を編み出したとき，創傷治療にも大きな変革がやってきます．

　第二次世界大戦中，米国では多数戦傷者発生に備えて，最小限の手間
で迅速に対処できる処置方法の研究を進めていました．ハーバード大学
外科名誉教授のオリバー・コープ（Oliver Cope）も新しい処置方法を
試みていた1人でした．そんな最中の1942年，ボストンにあったココ
ナッツグローブというナイトクラブの電飾から発した火災で，多数の熱
傷患者が彼の勤務していたマサチューセッツ総合病院に搬送されてきま
した．その際，実践したのがホウ酸含有軟膏を塗布し，ガーゼによって
保護する方法であり，その後の治療成績が良かったこともわかりまし
た[8]．このような方法はその後ウェットドレッシングと呼ばれることと

なります.

　その後，ウェットドレッシングを支持する重要な研究が立て続けに出されます.1958 年，ジョージ・F・オドランド（George F. Odland：以下 Odland）が熱傷で形成された水泡はそのままにしておく方が早く治癒することを報告しました [9].1962 年，ジョージ・D・ウィンター（George D. Winter：以下 Winter）がブタを使った動物実験において，ポリエチレンフィルムで被覆した創の上皮化率は，乾燥した痂皮下でのそれより 2 倍高いことを示しました [10].これを受けて 1963 年にハワード・マイバッハ（Howard Maibach：以下 Maibach）とキャメロン・D・ヒンマン（Cameron D. Hinman：以下 Hinman）が，ヒトの皮膚で湿潤環境下での創傷治癒効果を確認するに至ります [11].

F　現代の治療法へ

　100 年以上にわたり紆余曲折があったものの，結局 Lister 以前の治療法によく似た状況に戻ってきたわけです.原点回帰とはこういうことを言うのでしょうか？

　しかし，Lister 以前の人々と現代を生きるわれわれとの間には大きな違いがあります.この期間に人類は抗菌薬を手に入れ，創処置中に感染を起こしたとしても，きちんと感染治療を行えば，命を奪われなくて済むようになりました.

　これまでの創傷治療は「如何に感染を起こさないようにするか」ということが焦点であったと述べましたが，ここまでの答えは「創処置に感染は付きものであるが，創感染をきたせば抗菌薬を投与することで命は奪われない」ということになります.つまり，「創傷治癒を促進する方法は手に入れたものの，感染をきたさないようにする処置に決め手が欠けている」のです.現在われわれが消毒・乾燥処置から離れられないのはこのような部分に原因があるのかもしれません.

　しかし，より簡便でより良い治療法があるのであれば，それを行っていくべきです.感染をきたさず，創傷痕も目立たない，そんな夢のよう

表1	創傷治療の年表
古代ローマ時代	クラウディウス・ガレノス (Claudius Galenus, 129年頃〜200年頃) 初めて創傷を湿らせることを提唱. しかし, 誤解で "pus bonum et laudabile" (膿は良いもので称賛されるもの) の提唱者とされている. 以後,「乾かす」ことが創傷治療の原則となった.
16世紀	パラケルスス (Paracelsus. 本名: Theophrastus von Hohenheim, 1493年〜1541年) 「大外科学 (Die grosse Wundartzney)」の中でそれまでの創傷治療に反論. アンブロワーズ・パレ (Ambroise Paré, 1510年〜1590年) 近代外科学の祖. 軍医として従軍した際に軟膏のみで創傷治療を行い, 苦痛が少なく予後も良いことを発見.
1846年	センメルヴェイス・イグナーツ (Ignaz Philipp Semmelweis, 1818年〜1865年) 産褥熱, いわゆる接触感染に気付く. 細菌学はまだ確立されていなかったため受け入れられず.
1800年代後半	ルイ・パスツール (Louis Pasteur, 1822年〜1895年) ロベルト・コッホ (Heinrich Hermann Robert Koch, 1843年〜1910年) 特異病原体説 (Germ theory of disease) の確立. 腐敗・疾病が微生物によって引き起こされることを実験的に実証.
1867年	ジョゼフ・リスター (Joseph Lister, 1827年〜1912年) 消毒法の概念を確立. 「フェノールに浸したリント布で傷を覆うと傷が化膿しない」ことを発表. 創部への細菌の侵入を防ぐ目的としての「創傷被覆」と化膿しないための条件である「乾燥状態の維持」が創傷管理の2大コンセプトとなる.
1919年	アレクサンダー・フレミング (Alexander Fleming, 1881年〜1955年) 創部への消毒は創傷治癒を遅延させることを報告.
1942年	オリバー・コープ (Oliver Cope, 1902年〜1994年) 多数熱傷病者にワセリンとガーゼによるウェットドレッシングを施術し, 治療成績がいいことを確認.
1958年	ジョージ・F・オドランド (George F. Odland, 1922年〜1997年) 火傷の水泡はそのままにしておく方が早く治癒することを観察.
1962年	ジョージ・D・ウィンター (George D. Winter, 1927年〜1981年) ブタにおいてポリエチレンフィルムで被覆した創の上皮化率は, 乾燥した痂皮下でのそれより2倍であることを示した.
1963年	ハワード・マイバッハ (Howard Maibach, 1929年〜) キャメロン・D・ヒンマン (Cameron D. Hinman) ヒトの皮膚での湿潤環境下での創傷治癒効果を確認.
1996年	夏井睦 (1957年〜) 湿潤療法を確立.

JCOPY 498-06374

な治療法があるのでしょうか？

　それこそが夏井先生の提唱した「湿潤療法」なのです 表1 .

2章

皮膚の構造と治癒過程

A 「湿潤療法」とは？

　「湿潤療法」は前述しているように，残念ながら多くの方に独自の解釈をされてしまった結果，いろいろな弊害が出てしまったため，夏井先生は 2019 年 1 月に従来からの湿潤療法を「なつい式湿潤療法®」として商標登録されました． 表2 にあるように条件が記載されており，これが提唱者による定義と理解して問題ないと思います [12]．

　しかし，夏井先生の外来で長く創傷治療の経過を見てきた者として，この定義は少し表現に弱い部分があるような気がします．それは先生が口頭でも言及されていたことで，大変重要な概念です．

　湿潤療法でよく見られる誤解に，その名の通り"湿潤状態に置く"ことを意識し過ぎているということがあります．その結果，創部がいつも"べちゃべちゃ"の状態であったり，創傷被覆材を何日も貼り続けていたりするのを目にします．この発想は後述するモイスト・ウント・ヒーリングです．そうではなく湿潤療法では「ドレナージするために必要な湿潤状態」を保つことが概念として非常に重要です．つまり，汚染創などから排液をドレナージできる環境を維持するために，結果的に湿潤状態に落ち着いたと言えるかもしれません．湿潤療法とは「湿潤ドレナージ療法」ともいうべき治療法なのです．

　湿潤療法の本質を述べましたが，皆さんの理解をもっと深めるべく，まずは一般的な皮膚の治癒過程を確認していきましょう．

　創傷にしても熱傷にしても治癒の過程は基本的に同じです．いまから説明していこうと思いますが，まずは皮膚の機能，基本構造から見てい

表2 「なつい式湿潤療法®」の条件

1. 創面の消毒など
   - 水道水洗浄する.
   - 熱傷, 一般外傷を問わず傷の消毒はしない. 感染創であっても消毒しない.
   - 創面をボディーソープなどの界面活性剤で洗わない.

2. 創面の被覆
   - 創面を乾燥させない創傷被覆材（ハイドロコロイド被覆材, プラスモイスト®, ズイコウパッド®, ハイドロサイト®など）で創面を覆う.
   - 浸出液の量により被覆材を選択する（例: 浸出液が多い場合は吸収力の高いズイコウパッド®, プラスモイスト®, ハイドロサイト®などを選択）.
   - 以下のような, 通気性が高く, 基本的に単独使用では創面を乾燥させる治療材料は使用しない.
     - ガーゼ
     - シリコンガーゼ
     - その他の通気性のある治療材料

3. 外用剤
   - 使用する外用薬はワセリン（プロペト®）と油脂性基剤の外用薬（ステロイド軟膏, ゲンタシン軟膏®など）のみ.
   - 消毒薬と消毒液を含む外用剤は絶対に使用しない.
   - クリーム基剤の外用薬は絶対に使用しない.
     クリーム基剤の外用薬は合成界面活性剤を含むため, 創面に塗布すると細胞膜を破壊し, 傷を深くする. すなわち, クリーム基材の外用薬は化学的・生物学的には創面破壊薬である.
   - トラフェルミンは絶対に使用しない.

4. 創感染した場合の対処
   - 消毒薬, 消毒薬含有外用剤は使用しない.
   - 抗菌薬を投与（経口投与, 点滴）する.
   - 感染源（熱傷水疱, 壊死組織, 異物など）を見つけて除去する.

（夏井睦先生のHP「新しい創傷治療」より一部改変）

きましょう.

B　皮膚の機能

　皮膚は水分の漏出や透過を防ぐ，体温を調節する，微生物や物理化学的な刺激から生体を守る，感覚器としての役割を果たすなどの機能を持っています[13].

　特に広範囲の皮膚欠損創や熱傷，また小〜中範囲の創傷・熱傷であっても深い創ではこれらの機能が長期にわたって消失するため，できる限り短期間に上皮化させることが目標となります．しかし，現代の医学では上皮化を数日のうちに進めることはできません．そのためどうしても早期に上皮化させる必要がある場合は，すでにある皮膚を持ってきて覆う植皮術や皮弁移植術を行います．一方で一般的な創傷や熱傷は小さく，浅い創がほとんどです．植皮などの手術が必要となる場合はほとんどありませんが，上皮化するまでの間に，感染を起こさないようにするために消毒剤の使用や創部の乾燥が行われてきたわけです．しかし，感染を起こさないようにするために，消毒剤が必要なのでしょうか？　乾燥状態が必要なのでしょうか？　もし必要でなければ，身体に侵襲の少ない代替療法があれば，それに越したことはありません．

C　皮膚の構造

　皮膚は大きく分けて外側から，表皮，真皮，皮下組織，そしてその下に筋層がありますが，表皮から皮下組織までが皮膚とされています 図1 .

　イメージが湧きやすいように創の深さに関連して説明すると，表皮までが I 度熱傷，真皮までが II 度熱傷であり，そのうち上半分までが浅達性 II 度熱傷，下半分が深達性 II 度熱傷と言われます．そして皮下組織まで侵襲を受けると III 度熱傷と言われます 図2 .

　表皮は厚さ 0.2mm 程で，そのほとんどが角化細胞という細胞で構成されています．基底層で分裂した角化細胞は成熟とともに上方へ移行していき，その成熟度によって順に基底層，有棘層，顆粒層，そして角層

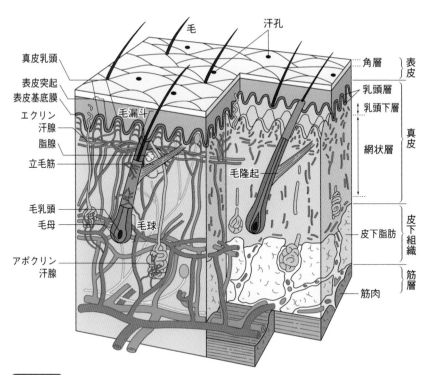

真皮乳頭
表皮突起
表皮基底膜
エクリン汗腺
脂腺
立毛筋
毛乳頭
毛母
アポクリン汗腺

毛
汗孔
角層
乳頭層
乳頭下層
網状層
皮下脂肪
筋肉

毛漏斗
毛隆起
毛球

表皮
真皮
皮下組織
筋層

図1 **正常皮膚の構造**

皮膚は大きく分けて外側から，表皮，真皮，皮下組織，そしてその下に筋層があり，表皮から皮下組織までが皮膚とされている．（清水　宏．新しい皮膚科学．2版．東京：中山書店；2011. p.1）[13]

と4つに分類され，死細胞である角層で脱落していきます．この一連の経過をターンオーバー（turnover）といい，約45日程度と言われています[14]．ヒトの皮膚が日々の新陳代謝を繰り返す部分ですので，この層までの障害は比較的早く回復します．

　真皮は主に線維芽細胞が産生するコラーゲン線維で構成される密結合組織です．その内部に血管や汗腺，神経などの器官が内蔵されています．また基本的に新陳代謝で脱落しない部分であり，いわゆる刺青の墨が入る層で，刺青が消えないのはこのためです．

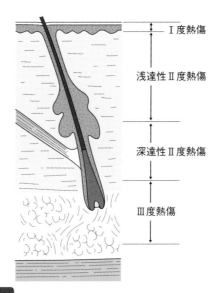

表皮までがⅠ度熱傷，真皮までがⅡ度熱傷であり，そのうち上半分
までが浅達性Ⅱ度熱傷，下半分が深達性Ⅱ度熱傷とされる．皮下組
織まで侵襲を受けるとⅢ度熱傷となる．
（熱傷用語集より引用）

　皮下組織は脂肪組織を含む疎結合組織であり，血流も多いのですが，
皮膚感染がここに至ると広範に広がることがあります．

D　創傷治癒過程

　次に創傷の治癒過程を見ていこうと思いますが，その治癒過程には2
通りのパターンがあります．

1 浅い創の場合

　ここでいう浅い創というのは，損傷が浅い真皮層までのものを指しま
す．前述したように，表皮は新陳代謝を行う細胞分裂が盛んな層である
ため，上皮化の期間が短くてすみ，痕もまず残りません **図3**．

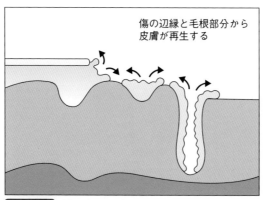

傷の辺縁と毛根部分から
皮膚が再生する

図3 浅い創の治癒過程

(https://www.maruho.co.jp/kanja/jokusoujiten_
ff/jokuso/page3.htmlの「図2. 皮膚が再生するしく
み」より)

2 深い創の場合

　こちらは「深い真皮層以下」という意味です．真皮以下の組織は主に
コラーゲン線維などの細胞外マトリックスで構成されており，「細胞分
裂によって欠損部を穴埋めして修復する」というわけにはいかないので
す．では，ここをどのようにわれわれの体は乗り切っていくのでしょう
か？

　1つは創周囲にある表皮が皮膚欠損部に進展していくことで上皮化す
るという方法です．しかしこれでは受傷した皮膚組織が窪んだまま治る
ということになり，また治った部分も物理化学的な刺激に弱くなるで
しょう 図4．もう1つは，皮膚欠損部を漆喰の壁穴に例えると，補
修用パテのようなもので穴埋めをしてから，表皮がその部分を覆うとい
う方法です 図5．これであれば美容的な問題も，生命防御的な問題
も解決されることとなり，われわれの肉体はこちらを採用しました．

　ですから深い創の場合，「補修用パテ」を作り出し，穴埋めをする分

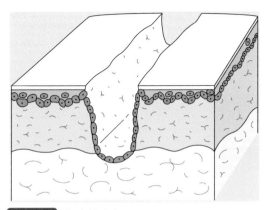

図4 シナリオ1

創周囲にある表皮が皮膚欠損部に進展していくことで上皮化するシナリオ．これでは受傷した皮膚組織が窪んだまま治癒するいうことになり，物理化学的な刺激に弱くなると考えられる．（レジデントノート．2013; 15 (10)：1844 の図 2 の③の改変）

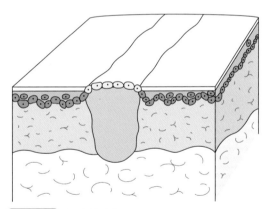

図5 シナリオ2

皮膚欠損部を漆喰の壁穴に例えると，補修用パテのようなもので穴埋めをしてから，表皮がその部分を覆うというシナリオ．（レジデントノート．2013; 15 (10)：1844 の図 2 の③）

JCOPY 498-06374

だけ，創傷治癒過程は経過が長くなります．そしてその過程には凝固期，炎症期，増殖期，再構成期の4つの段階があります[15]．

a. 凝固期

真皮や皮下組織には血管が走行していますので，損傷を受けると出血します．この出血は創部に侵入した汚染物，微生物をドレナージする意味合いもあります．その後，一次血栓，二次血栓を作ることで止血していきます．すべての創処置は止血が基本です．

また初期段階から好中球も創面に進出していき，残存している微生物を貪食し，創面を無菌状態に保つよう活動を始めます．

b. 炎症期

血栓にマクロファージが進出していくことで，治癒段階は次のステージに移っていきます．マクロファージから FGF，VEGF などのサイトカインが活性化し，新生血管の増生を促すことで，損傷組織に修復材料を運搬するための"坑道"を作ります．また血栓内の血小板から TGF-β1 や PDGF AB が，マクロファージから PDGF BB が活性化して線維芽細胞を引き寄せ，賦活化させます．

c. 増殖期

線維芽細胞はコラーゲン線維などを産生し，創面から徐々に肉芽組織を造成していきます．またこの際には，創周囲から新しく進展してきた表皮から u-PA，MMP-1,2,3，線維芽細胞から u-PA，MMP-1,2,3,13，新生血管からは t-PA，MMP-1,2,3,13 が出てくることで，凝固期に形成された凝血塊を融解していき，そして最終的に肉芽組織に置き換わり，表皮に覆われていきます．

d. 再構成期

肉芽組織内にあった新生血管，浸潤していた炎症細胞，線維芽細胞は徐々に減少を始め，コラーゲン線維でできた瘢痕となってきます．健常皮膚のコラーゲン線維は皮膚の張力に沿っていますが，この段階での肉芽組織内のコラーゲン線維は無秩序となっており，組織の抗張力（物体がひっぱられるときに，耐えられる力）は，その後約1年にわたって上

昇します．肥厚性瘢痕やケロイドなどになっていなくとも，治癒後も受傷部位に突っ張る感じが残るのはこのためです．しかし，数カ月もしくは数年かけて線維芽細胞がコラーゲン線維を貪食して瘢痕を徐々に縮小させ，周囲正常皮膚と同程度の高さにしていきます．「再構成」とはこのような瘢痕組織の改造を意味します．

　色調的な変化としては，当初は赤～ピンク色となり，徐々に赤みが引き，その後一時的に色素沈着（茶色く色がつく）が起きることはありますが，それもしばらくすると目立たない白い瘢痕となり落ち着きます 図6 ．

　またこれらの段階は，1つの段階が終了してから次の段階へ進むのではなく，各段階が重なりながら，治癒過程が進行していきます 図7 ．

1. 凝固期
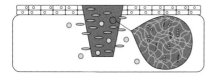

2. 炎症期
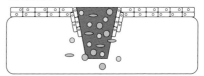

3. 増殖期
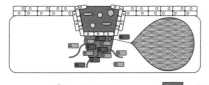

4. 再構成期
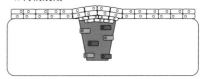

○ 好中球	▬ 凝血塊	▬ 肉芽組織
⬭ 血小板	⬤ マクロファージ	⬚ 線維芽細胞
⌇ フィブリン	〜〜 コラーゲン	▬ 血管内皮細胞

図6 皮膚の治癒過程

(Chester D, et al. Matrix Biol. 2017; 60-61: 124-40[16]) より一部改変)

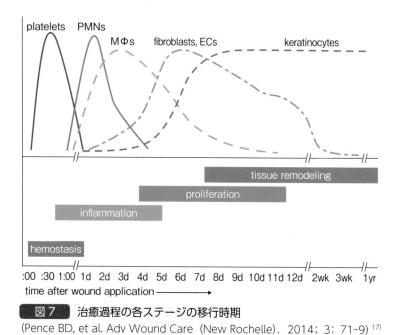

図7 治癒過程の各ステージの移行時期

(Pence BD, et al. Adv Wound Care (New Rochelle). 2014; 3: 71-9) [17]

3章

モイスト・ウント・ヒーリング

　創傷治癒過程を見てきましたが，この治癒過程を阻害せず，進めることができる方法として，1960年代に創面を「湿潤状態に保つ」という概念が生まれたのは前述のとおりです．その発想は湿った状態を保つことにより，創部をより早期に上皮化させることができるということでした．そのため「創部を乾燥状態に置かない」という発想で治療を進めることが今後の創傷治療であると示され，モイスト・ウント・ヒーリング（moist wound healing）と言われるようになります．そしてそれを可能にするドレッシング材として初めて市場に登場したのがSmith & Nephew社のオプサイト®でした 図8 ．軽い擦過傷や熱傷で使用された方もおられるかもしれませんが，浸出液が少なく汚染も少ない創には大変有用なドレッシング材です．また1980年代にはハイドロコロイド材が登場し，Winterの理論を臨床で実践できるドレッシング材の幅が広がってくることでモイスト・ウント・ヒーリングが親しまれやすくなってきます．

　このようにOdlandやWinter，MaibachとHinmanらによって確立してきたモイスト・ウント・ヒーリングですが，それを可能にするとされるドレッシング材は，どのように湿潤環境を維持し，その内部はどのようになっているのかを見てみましょう．

A　閉塞性ドレッシング

　創傷治療の歴史の章で述べたように，創部に何かしらの物を被せて，治療させようとするドレッシングという方法は古い時代からありましたが，上皮化を促進させるようなドレッシング材の出現は，モイスト・ウ

JCOPY 498-06374

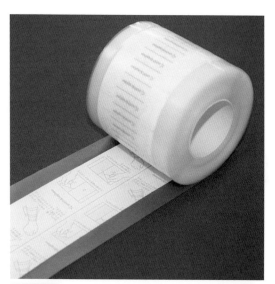

図8 モイスト・ウント・ヒーリングを可能に
するドレッシング材として初めて市場に登場した
Smith & Nephew 社のオプサイト®

ント・ヒーリングが出てくる 1960 年代まで待たなくてはなりませんで
した．このモイスト・ウント・ヒーリングを可能にしたオプサイト®や
ハイドロコロイド材などは閉塞性ドレッシングと呼ばれ，創部を閉塞し
て湿潤を保ちます．つまり創部を閉塞環境に置くことで，水分や様々な
サイトカインや線維性物質を含んだ浸出液を透過させず，また外界から
細菌や異物を迷入させないようにし，創傷治癒に適した環境を保持する
ことができるというわけです．酸素や水分を少し透過させるドレッシン
グ材は半透過性ドレッシングと言われますが，ここではあえて区別せず
閉塞性ドレッシングとして統一します．

B 創傷治癒に影響を与える局所因子

　創傷治癒に影響を与える局所因子として，湿潤，pH，温度，酸素濃度，
異物・壊死組織，感染などがあげられますが [18]，閉塞性ドレッシング

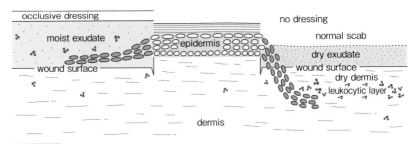

図9 Winter が示した図

(Winter GD. J Invest Dermatol. 1965; 45: 299-302) [19]

材はこれらの因子をどのようにコントロールしているのでしょうか？
ここでは閉塞性ドレッシングによって作り出される湿潤，pH，温度，
酸素濃度に関して述べたいと思います．

1 湿潤

　治癒過程の第3段階である増殖期に創面の上皮化は上皮細胞が移動す
ることによって起こります．創面が上皮細胞によって覆われる現象はコ
ラーゲン合成を阻害すると起こらないことが知られています．上皮細胞
はコラーゲンなどの細胞外マトリックスを足場にして移動しており，乾
燥環境ではそのコラーゲンなどを産生する線維芽細胞が死滅し，創傷治
癒が遷延することとなります．

　Winter はその論文で，通常の痂皮では上皮細胞の移動が著しく阻害
されることを図で示しています [19] **図9** ．

　閉塞性ドレッシングで創部を覆うことは創部の乾燥を防ぎ，細胞外マ
トリックスを多く含有した浸出液をとどめることで上皮化を促進しま
す．

2 pH

　閉塞性ドレッシング材であるハイドロコロイドは創面の pH を低く保
つことが知られています．酸性環境下では細菌は生育しにくくなり，静

表3	ドレッシングの種類と皮膚温
無処置	21℃
ガーゼ	25〜27℃
ポリウレタンフィルム	30〜32℃
ポリウレタンフォーム	33〜35℃

(ブタによる実験)

(Lock PM. In: Lundgren A, et al. editors. Symposia on wound healing – Plastic, surgical and dermatologic aspects. Sweden: Molndal; 1980. p.103-9[24]) より改変)

菌作用が働きます[20]. 閉塞環境下でも感染をきたしにくいとする根拠となっています.

また酸性環境下には直接上皮化を促す働きもあり, 上皮化率が有意に高まったという報告もあります[21].

3 温度

細胞の貪食能や細胞分裂は 28℃ 以下では著しく障害されます. 逆に多くの報告が 30℃ 台で上皮化が促進されるとして, 保温の有用性を認めています[22]. また一般に洗浄処置によって創部の温度が低下すると, 細胞分裂や白血球の機能回復に 3 時間を要するとする報告もあります[23]. 保温能力の違いを 表3 に示します[24].

このような保温能力は上皮細胞や白血球の貪食能を活性化し, 上皮化を有利に進めます.

4 酸素濃度

酸素濃度は創部の細胞において様々な影響を与えることが知られています.

高酸素環境では上皮細胞の増殖・移動と好中球やマクロファージの殺菌作用が促進されます.

1975 年には前述した Winter が酸素の豊富な環境では上皮細胞の増殖は 5〜10 倍に増加することを報告しています[25].

　また，侵入してきた細菌は抗体や補体で修飾を受け，好中球やマクロファージに捉えられやすくなります（オプソニン効果）．酸素が豊富な状況下では，貪食細胞は酸素を殺菌作用のある活性酸素に変換します[26, 27]．貪食された細菌は空胞に取り込まれ，貪食細胞はそこに殺菌作用のある活性酸素を放出し，細菌を死滅させて細胞外に排出します．この酸素消費量は膨大であり，閉塞環境下では一瞬にして酸素が消費されます．低酸素状態では好中球やマクロファージなどの貪食細胞は貪食はするものの殺菌作用は持たず，貪食した細菌を死滅させることなく細胞外に排出してしまいます[28].

　一方，低酸素環境では血管新生を亢進させ，肉芽形成を助長します．Knighton らはウサギの耳を使って酸素濃度と新生血管の量を比較し，低酸素環境では新生血管が著明に増加したことを報告し，その理由としては低酸素環境下でマクロファージが血管新生因子の放出を増加させるためと推察しています[29]．つまりマクロファージは殺菌作用を失う反面，血管新生は促すこととなります．また線維芽細胞にとっても低酸素状態（30〜40mmHg）が好条件とされています[30].

　血管新生や肉芽形成を促す一方で，上皮の増殖・移動を制限し，細菌の殺菌力が弱まるということは「アクセルを踏みながらブレーキを踏む」といった印象を受けますが，真皮以下に達する深い創の治癒にはまず肉芽形成が必要なのであり，その意味では低酸素環境での上皮細胞の増殖・移動の低下は必ずしも初期段階で必要な条件ではないのかもしれません．皮膚欠損部に肉芽が盛り上がってくる前に上皮化してしまうと，創部は陥没したままとなるからです．ですので順番としては肉芽形成→上皮化となり，創傷治癒過程の初期段階では，低酸素環境は特に阻害要因とならないと思われます．また，創部に付着している細菌は水洗浄でその大部分が物理的に注ぎ落されますし，pH のところでもお話ししたように酸性環境では細菌増殖が滞り，静菌作用が働きます．さらに

特殊顆粒やアズールフィル顆粒からリゾチームやミエロペルオキシターゼ，加水分解酵素などが酸素非依存性の殺菌作用を発揮しており，細菌の貪食・殺菌作用がないからといって，必ずしも肉芽形成の大きな阻害要因とはならないようです．

　つまり，創傷治癒過程の初期段階においては上皮細胞や貪食細胞の働きより，低酸素環境で進行する肉芽形成を促すことが必要であり，閉塞性ドレッシングはその条件を満たすわけです．

C　モイスト・ウント・ヒーリングの限界

　ここまで見てきた通り，閉塞性ドレッシングは閉鎖空間を作り出すことによって湿潤状態を作り，できるだけその状態をそのまま保つことによって上皮化を促しました．ここでは処置材の交換時期は曖昧で重要な要素ではありません．そしてモイスト・ウント・ヒーリングの論理では閉塞性ドレッシングは感染を起こさないはずでした．しかし，実際の外傷などで閉鎖性ドレッシングを長期間使用することで，蜂窩織炎をきたし始めているものや，咬傷に代表されるような入口が狭くて深い創などはほぼ確実に感染をきたすことはわかっています．これがモイスト・ウント・ヒーリングの概念で閉鎖性ドレッシングを使用する限界なのです．

　誤解していただきたくない点は，閉塞性ドレッシングが悪いわけではありません．湿潤療法でもこられのドレッシング材は有用で，使用頻度の高いものです．ただ基礎理論としてモイスト・ウント・ヒーリングでこれらを使用し続けると，いずれ行き詰ることになります．

　では，湿潤療法（なつい式湿潤療法®）とモイスト・ウント・ヒーリングとはどのような違いがあるのでしょうか？

　もう一度，夏井先生のホームページに記載されている「なつい式湿潤療法®」の条件を確認しましょう 表2 .

　一貫しているのは，以下の4点に絞れます．

1. 創部を乾燥させるような素材を用いない．
2. 上皮化を阻害する薬品を使用しない．
3. 創感染には抗菌薬を投与し，適宜壊死組織を除去する．
4. 浸出液の量に合わせて適宜被覆材を選択し，交換する．

　1と2に関しては，モイスト・ウント・ヒーリングでも提唱されていることであり，いままで説明してきた通りです．3に関しては一般的なことであり，異論はないでしょう．さて，さらっと最後に記載しておりますが，4の浸出液のコントロールこそが大変重要な，まさに湿潤療法を特徴づける概念です．

　モイスト・ウント・ヒーリングはその閉塞性ドレッシングを被せたままとし，交換時期は曖昧なまま，湿潤状態を維持できていれば上皮化が得られるという理論でした．それが湿潤療法にも誤解を招くこととなり，「湿潤療法で創感染をきたした」と言われることとなります．

　いまのところ個人的な意見ではありますが，湿潤療法で創感染をきたせば，それはもはや「湿潤療法」ではありません．モイスト・ウント・ヒーリングの概念で閉塞性ドレッシングを使用しているに過ぎないのです．

　すでに言及しましたが，「湿潤療法」とは「湿潤ドレナージ療法」ともいうべく，不必要な量の浸出液を取り除きながら（ドレナージ），創部の湿潤状態を維持することが趣旨です．ですから，広範囲熱傷のよう

JCOPY 498-06374

表2 「なつい式湿潤療法®」の条件（再掲）

1. 創面の消毒など
   - 水道水洗浄する.
   - 熱傷，一般外傷を問わず傷の消毒はしない. 感染創であっても消毒しない.
   - 創面をボディーソープなどの界面活性剤で洗わない.

2. 創面の被覆
   - 創面を乾燥させない創傷被覆材（ハイドロコロイド被覆材，プラスモイスト®，ズイコウパッド®，ハイドロサイト®など）で創面を覆う.
   - 浸出液の量により被覆材を選択する（例：浸出液が多い場合は吸収力の高いズイコウパッド®，プラスモイスト®，ハイドロサイト®などを選択）.
   - 以下のような，通気性が高く，基本的に単独使用では創面を乾燥させる治療材料は使用しない.
     - ガーゼ
     - シリコンガーゼ
     - その他の通気性のある治療材料

3. 外用剤
   - 使用する外用薬はワセリン（プロペト®）と油脂性基剤の外用薬（ステロイド軟膏，ゲンタシン軟膏®など）のみ.
   - 消毒薬と消毒液を含む外用剤は絶対に使用しない.
   - クリーム基剤の外用薬は絶対に使用しない.
     クリーム基材の外用薬は合成界面活性剤を含むため，創面に塗布すると細胞膜を破壊し，傷を深くする. すなわち，クリーム基材の外用薬は化学的・生物学的には創面破壊薬である.
   - トラフェルミンは絶対に使用しない.

4. 創感染した場合の対処
   - 消毒薬，消毒薬含有外用剤は使用しない.
   - 抗菌薬を投与（経口投与，点滴）する.
   - 感染源（熱傷水疱，壊死組織，異物など）を見つけて除去する.

（夏井睦先生のHP「新しい創傷治療」より一部改変）

に浸出液の量が多い場合と，軽い擦過傷のような場合とでは対応が違うのです. そしてもう1つ重要なこととして，湿潤療法での湿潤環境とは単に上皮化を促進するという意味だけではなく，ドレナージの経路を痂

皮化によって途絶えさせないという意味を含んでいます.

A　陰圧閉鎖療法

　ところで，これまでの創傷治療の概念にドレナージの発想がなかった
わけではありません. 陰圧閉鎖療法（negative pressure wound
therapy：NPWT）は創部や褥瘡などに対して，非密着性のスポンジを
置いてポリエチレンフィルムでカバーした後，器械で余分な浸出液を吸
引，排液（ドレナージ）する治療法です. 創部に陰圧をかけた記録は意
外に古く1942年にすでに見られ，その後，1993年にドイツの
Fleischmannらが15例の開放骨折に，1997年にMullnerらが褥瘡，外
傷などの様々な軟部組織欠損にNPWTを行い，その有効性を報告して
います[31]. そして，1997年には米国のArgentaとMorykwasが創部を
密閉し陰圧を維持して治癒を促進するための医療器具に関する米特許権
を取得しています. それを基に開発されたものがV.A.C.®システム
図10 です.
　メリットとしては，
①創部が閉鎖するまでの期間が短縮される，
②侵襲度の高い外科手術に耐えられない患者にとって負担軽減にな
る，
などがあげられますが，皮膚組織の欠損が広範囲でない限りにおいて
は，いずれも湿潤療法と比べると見劣りします. それはNPWTを採用
する限り，吸引器が附属するために元気な方であっても入院を余儀なく
されます. それに引き換え，湿潤療法は外来での対応が可能ですので患
者の社会的な束縛もなくなります. また日本でも2014年に保険適応と
なったPICO創傷治療システム® 図11 は，より小型化することで外
来でも使用可能な局所陰圧療法ですが，密着していなければ効果は低下
しますし，また小型化できるのであれば湿潤療法でことが足り，より安
価です.
　しかし，このNPWTがもたらしてくれた恩恵は，感染リスクを上昇

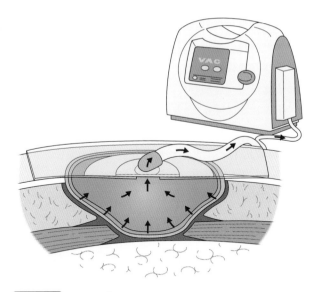

図10 V.A.C.®システム

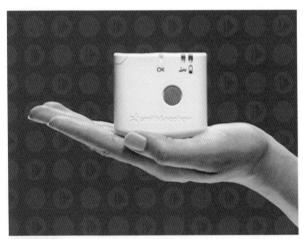

図11 PICO創傷治療システム®

させず，むしろ低下させることがわかってきたことです．Grauhan ら
の前向き研究では，中央胸骨切開術後 6〜7 日目に清潔で閉鎖した 150
人の患者のうち半数に NPWT を，残りを対照群として従来のドレッシ
ングによる創傷管理を施したところ，90 日以内での創傷感染症の発生
確率が NPWT では 4％（3 人），対照群では 16％（12 人）となり，
NPWT で有意に感染症発症率が低下したと報告されています（P＝
0.0266，オッズ比 4.57）[32]．なかなか湿潤療法のエビデンスが出ない中
では朗報です．確かに吸引圧をかける NPWT とドレッシング材の吸水
力に任せる湿潤療法とでは状況が違いますが，「創部をドレナージする」
といった概念は間違ってはいないようです．

B　なぜドレッシング材の選択・交換が必要なのか？

　では湿潤療法において，どのようにドレナージ力を維持させるので
しょうか？　浸出液をコントロールすることとは，創部の湿潤は保ちな
がらも余剰の浸出液を排出することでした．具体的にそれを実現してい
るのがドレッシング材の選択と交換です．

1　表皮までの出血をきたさない擦過傷など

　ほとんど浸出液のないような擦過傷などではオプサイト®で保護する
程度でよく，交換も 1 日 1 回，数回行えば治癒するでしょう．

2　出血のあるような擦過傷や挫創など

　真皮を受傷しているような場合は浸出液も増えるため，ハイドロコロ
イドが適する状況です．使用された方はご存知かと思われますが，ハイ
ドロコロイド材は浸出液を吸収するとふやけて白濁します．これが貼付
範囲を超えて漏れてくるようであれば，ドレッシング材としての限界と
考えて交換します．そうでなくとも 1 日 1 回は交換します．交換の際は
創部を水道水で洗浄して，軽く水分を拭き取り，ハイドロコロイドを再
貼付します．

JCOPY 498-06374

3 皮下組織まで損傷した挫創など

　大抵の場合，縫合処置を行うこととなりますが，死腔ができないように圧迫したり，ドレナージチューブを挿入したりする必要があります．縫合糸間から出てくる浸出液やにじみ出てくる静脈性の出血などを吸収するため，ポリウレタンフォームを使用することが多いです．

4 浸出液が多いⅡ度〜Ⅲ度熱傷など

　この場合は，医療用ドレッシング材では限界があるので，私の場合は自作することがしばしばです．穴あきポリ袋に吸水シートを裏打ちした素材を作り創部（熱傷部）に当てます 図12 ．吸水シートが一杯になればその時点で交換します．

　いかがでしょうか？　普段皆さんが行っている "湿潤療法" と違いがありましたか？　もしもその違いがあるのでしたら，それがモイスト・ウント・ヒーリングと本来の湿潤療法との違いです．湿潤療法は浸出液の量に対するドレッシング材の選択が大事で，かつ頻回の交換を厭いません．

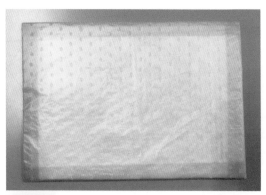

図12 穴あきポリ袋＋オムツシートの写真

ところで，この章での命題は「なぜドレッシング材の選択・交換が必要なのか？」でした．これほど浸出液のコントロールを必要とするのはなぜなのでしょうか？

　閉塞性ドレッシングはその名の通り閉鎖空間を作ることで乾燥を防ぎ，湿潤状態をはじめとする上皮化に必要な様々な条件を整えます．しかし，閉鎖空間であるが故の問題もあります．それが浸出液の多い場合です．

　閉塞性ドレッシングの中は凝固血や浸出液，異物や壊死物質，常在菌を含む細菌などが含まれていますが，浸出液が少ない場合は適切な湿潤環境が得られ，創感染に至る前に上皮化が進みます．一方，浸出液の多い場合は，ポリウレタンフィルムはそれらを吸水・吸着することはありません．またハイドロコロイドはそのうち液体成分を吸水してゲル化しますが，その能力以上に浸出液が出てくると貼付面のサイドからゲルが漏れ出てくるようになります．これらの状況は大量の体液が滞っている状態であり，「死腔」と変わらない環境となります．しかもその中には異物や壊死物質，血腫などが程よい体温で覆われており，好中球やマクロファージは血腫やコラーゲン線維に阻まれて出てこられません．モイスト・ウント・ヒーリングで創感染をきたす理由はここにあります．

　浸出液が多い場合は，吸水性のないポリウレタンフィルムは不適切ですし，ハイドロコロイドも頻回の交換が必要となります．であれば，使用に適するのはハイドロコロイドの約4倍の吸水力のあるポリウレタンフォームを使用すべきであり，さらに多ければ，先ほど述べたような穴あきポリ袋に吸水シートを裏打ちした素材での対応が必要となるでしょう．

　つまり，いくら湿潤状態が上皮化に適した環境であるにしても，その空間が死腔のような環境に近くなれば，感染をきたす条件が満たされていきます．そのために浸出液のコントロールは重要であり，ゆえに適切なドレッシング材の選択や適切な時期での交換が必要になるのです．

JCOPY 498-06374

C 「死腔」という厄介な空間

　死腔とは「外界と一時的に交通したものの，その後閉鎖され，組織に囲まれた体液で満たされた流動性のない空間」と言ったところでしょうか？ きちんとした定義が見当たらなかったのでこう記載しました．多くは外傷後にできる特殊な空間ですが，外界と交通するため細菌が入り込むことは否めません．その空間が小さければ小さいほど，感染へ進展する可能性は少なくなるはずですが，これが大きかったり，迷入した菌量が多かったり，免疫が低下している方であったり，色々な条件が重なり合って創部感染を引き起こします．その際に行われる処置は膿瘍腔に対する切開ドレナージです．膿瘍という膿の塊を内蔵している部分の皮膚に穴を開けて，膿を外に押し流します．またそれだけでは不十分な場合はドレナージカテーテルというポリエチレンでできたチューブ（以下，ドレナージチューブ）を膿瘍腔内に入れて，残った膿を毛細管現象の原理で吸い上げて取り除かなければなりません．

　死腔を放置すると感染のリスクです．しかし，死腔を作らないようにすれば感染リスクは軽減されますし，まず起こりません．つまり，死腔は感染が起こってから処置するのではなく，死腔がないように処置をすべきなのです．

D 死腔を作らないとは？

　死腔を作らないとはどのようなことなのでしょうか？ 実は理解しているようで，理解できていないという実例をよく見受けます．

　死腔はその空間内に凝固血や浸出液，異物や壊死物質，常在菌を含む細菌などを含みます．そこが完全な閉鎖空間で細菌が取り込まれ，栄養豊富な液体に満たされていたら，細菌は指数関数的に増殖していき，創感染を起こします．では死腔化はどのような状況下で起こるのでしょうか？

　一般的にイメージしやすいのは動物咬傷のように入口が狭く深い創，

つまりウナギの寝床のような創であり，創部入口が乾燥して痂皮化し，蓋をされる状況となって中で感染します．もしくは皮下組織にまで達する深くて大きい創の場合は，早期治癒を目指して創部を縫合するものですが，縫合が丁寧すぎて浸出液の出てくる隙間がないような処置を施されたり，縫合は緩くても処置後の圧迫が不十分であったり，かなり深い創ではドレナージカテーテルを挿入しなかったばかりに創底部から浸出液をドレナージできていなかったりすると，これらはすべて死腔化する処置となり感染しやすくなります．

　一方，深さに関係なく，縫い合わせることが困難な皮膚欠損を伴う創

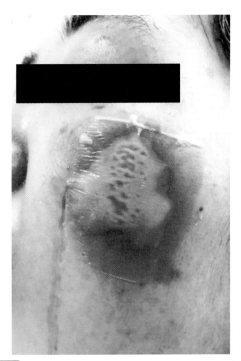

図13 吸水能力の限界を超えたハイドロコロイド
このような状況で貼付をし続けると，死腔と変わらない環境となり
感染を起こすため，貼り換えの時期である．

JCOPY 498-06374

傷でも入口で痂皮化してしまう，もしくは人工的に閉ざされてしまうことなどで感染は起こりえます．従来のように消毒・ガーゼ処置していると創部は痂皮化します．痂皮化することは深層の体液を排出できる出口を失うことであり，その痂皮の下に死腔を有している可能性があるのです．また吸水能力の限界を迎えたハイドロコロイド材 図13 なども，その内部環境は死腔と変わらないものとなり，その状態で長期に貼付し続けると創感染を起こしてしまうのです．

　以上のことをまとめると，死腔を作らないようにするには，縫合処置が必要な深く大きな創傷には圧迫処置 図14 や有効なドレナージデバイス 図15 を使用することで排液を促し，また浸出液の多い皮膚欠損部には浸出液を多く吸収できるドレッシングを用い，頻回交換を行うことで有効なドレナージ効果を維持する，ということが具体的な方法となります．

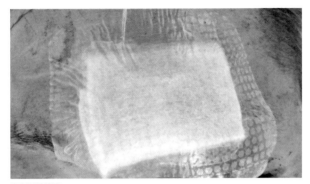

図 14 縫合後の圧迫止血

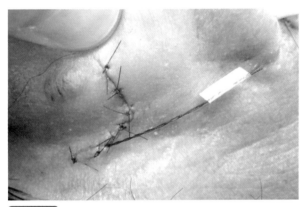

図 15 縫合とドレナージ

JCOPY 498-06374

5章

創傷被覆材の種類

　湿潤療法の原理をご理解いただけたかと思いますが，では実際の処置の方法として使用するドレッシング材をご紹介します．

　単にドレッシング材と言っても大変多くのものが市場に出ており，すべてをご紹介し，理解していただこうというのは現実的ではないので，ここでは著者自身が日常診療で使用しているドレッシング材をご紹介していこうと思います．たくさんのドレッシング材を使いこなしているように思われるかもしれませんが，使用しているのは実に6種類です．それで十分に外来で対応してきましたし，創傷や熱傷もきれいに治癒します．

　一覧できるように 表4 にまとめましたが，1つずつ説明していきます．

A　ポリウレタンフィルム

　これはすでに登場しているオプサイト®などのフィルム材です．ごく浅い創，熱傷に使うことが本来の使い方ですが，実際に使用する頻度としては，次に紹介する止血用のアルギン酸塩被覆材を固定するのに使用することが多いです．

B　アルギン酸塩被覆材

　これは海藻のコンブから抽出されたアルギン酸塩を線維状にして加工したもので，止血効果を期待して使用します．

　すべての処置は止血から始まります．止血なくして湿潤療法もありません．もちろん動脈性の出血に対してはそれを止血する能力はないの

表 4 創傷被覆材の種類と特徴

	ポリウレタンフィルム（デガダーム™, オプサイト®）	アルギン酸塩被覆材（カルトスタット®, ソーブサン®）	ハイドロコロイド（デュオアクティブ®, アブソキュット®, アクアセル®）	ポリウレタンフォーム（ハイドロサイト®ADジェント）	プラスモイスト®	穴あきポリ袋＋吸水シート
素材・性質	・片面が粘着面となっている透明フィルム ・水蒸気や酸素が透過でき、吸水性はない	・海藻のコンブから抽出されたアルギン酸塩を線維状にして加工したもの ・若干の吸水性と、強力な止血効果を有す	・外側が防水層、内側が親水性コロイド粒子を含む粘着面となっている ・滲出液を吸収しコロイド粒子がゲル化（白色化）するため、創面に癒着することはない	・外側が水分を通さないポリウレタンフィルム、中間に厚い親水性ポリウレタンフォーム、内側が非固着性ポリウレタンの3層構造 ・中層は高い吸水性をもち、かつ適度の水分を保持し創面の湿潤環境を保つ	・滲出液の漏出を防ぐ外層、セルロースなどの吸水層、創部接触面である透過層で構成 ・自由な大きさにカットでき、創の形状に合わせられる	・市販の創傷被覆材ではないが、簡単につくることができ、非常に安価で汎用性が高い ・ポリ袋が創面との癒着を阻み、空いた穴から必要な滲出液は吸水シートに吸収され、湿潤環境は保たれる
用途	表皮剤、発赤のみの浅い創など	持続する出血を伴うときに使用	滲出液量は少量。擦過傷、浅いⅡ度熱傷など	滲出液量は中等量。挫創、深いⅡ度熱傷など	滲出液量は中等量。挫創、深いⅡ度熱傷など	滲出液の多い、深いⅡ度～Ⅲ度熱傷など
その他	持続出血のある創傷では、後述するアルギン酸塩被覆材と併用する	粘着性はないため、アルギン酸塩製品を創部に当ててポリウレタンフィルムで密封して使用する	自由な大きさにカットでき、創部の形状に合わせられる	シリコンゲルを使用し、伸縮性があり、肌にやさしい	粘着性はなく固定材が必要だが、肌にやさしい	他の素材よりやや蒸れやすい

JCOPY 498-06374

で，基本的に静脈性の出血に対してです．縫合後に縫合糸の間からにじみ出るような出血や出血を伴う挫創などに対して，創部の上から覆いかぶせるようにして，先ほどのポリウレタンフィルムで固定します．にじみ出る出血量が多いようであれば，上から包帯などを使用して圧迫して固定します．

　そうして翌日外来に来ていただいた際，大概は止血しているので，被覆材除去後は一般の絆創膏保護で問題ありません．

C　ハイドロコロイド

　これもすでに登場しているドレッシング材ですが，もともと 1985 年にスウェーデン軍が訓練で足を怪我する兵士のために開発したものです．外側が防水層，内側が親水性コロイド粒子を含む粘着面となっており，閉鎖環境を作ります．そして滲出液を吸収しコロイド粒子がゲル化（白色化）して創面を湿潤状態に保ちます．このドレッシング材は薄く，創部に密着するため，あまり普段生活の支障にはならず，かつ外からの多少の水分も弾くことから多少の手洗いくらいなら使用できます．ただし，吸水量は多くはないため，浸出液の多い挫創などに使用する場合には当初 1 日に 2〜3 回の張り替えが必要になります．また著者は浸出液の多くない創部であっても，ドレナージ効果を維持させるため 1 日 1 回は交換することにしています．

　浸出液がドレッシング材から漏れ出ているにもかかわらず，貼り換えずにポリウレタンフィルムなどでカバーするなどは決してしないでください．

　見慣れていないと交換する際に，垂れて出てくるゲル化したコロイド粒子を色調や外観が似ているため「膿が出た」と勘違いされる方がおられますが，もちろん膿ではないので，ゲルを洗い流せばきれいな創部であることがわかります．

D　ポリウレタンフォーム

浸出液が多い挫創や熱傷に使います．外側が水分を通さないポリウレタンフィルム，中層に厚い親水性ポリウレタンフォーム，内側が非固着性のポリウレタンの3層構造になっているのが基本構造ですが，浸出液の量が多い場合はある程度の創面からの水分は半透過性フィルムを通して放出するドレッシング材もあります．

ポリウレタンフォームは高い吸水性をもちますが，その一方で適度の水分を保持し創面の湿潤環境を保つため，上皮化を促していきます．

ただ粘着性は持たないため，固定には別の固定材を使用する必要があります．

なお貼付するための固定材（シリコンゲルを使用）も一緒になったドレッシング材もあり，伸縮性や密着性に優れて使用しやすくなっています．

E　プラスモイスト®

これは夏井先生が開発された新しいドレッシング材です．

浸出液の漏出を防ぐ外層，セルロースなどでできた吸水層，創部接触面である透過層で構成されています．吸水量としては先ほどのポリウレタンフォームより劣りますが，かなり薄い素材になっており，また自由にカットできるので創形状に合わせることが可能です．

このドレッシング材も粘着性は持たないため，固定には別の固定材を使用する必要があります．

F　穴あきポリ袋＋吸水シート

これは市販されているドレッシング材ではなく，私たち自身で作成する必要がありますが，かなり浸出液の多い熱傷や一般のドレッシング材では覆いきれない広範囲挫創などに大変重宝します．しかも他のドレッシング材よりも安価であり，頻回の交換が必要な場合でも費用がかさみ

ませんし，慣れてくれば自宅での継続処置が可能です．

　作り方は簡単です．以下に作成手順を示します．

　①台所の三角コーナーなどに使用する，水はけ用にすでに穴が開けられたポリウレタン製の袋（以下，穴あきポリ袋）と，吸水シート（ペット用のオムツシートなど）を用意します 図16 ．

　②穴あきポリ袋を切り開いて 1 枚のシート状にします 図17 ．

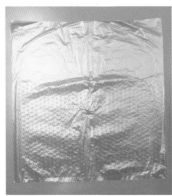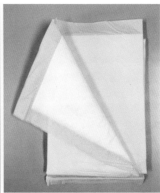

図16　使用する穴あきポリ袋と吸水シート

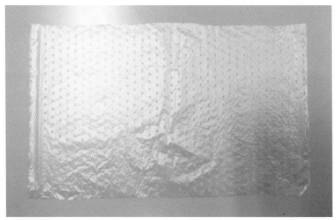

図17　穴あきポリ袋を切り開いた状態

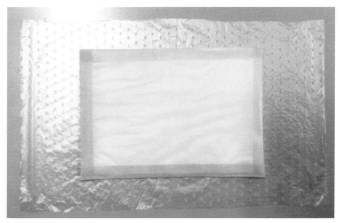

図18 切りとった吸水シートの吸水面を穴あきポリ袋に当てる

この際，切り口から吸水ポリマーが出てくることがあるためテープで端を覆う．

③創傷の大きさに合わせて切った吸水シート（吸水ポリマーを使用している場合，ポリマーが切り口から出てくるためテープで端を覆います）の吸水面を，穴あきポリ袋に当てるようにおきます（**図18** は吸水面の裏側です）．

④吸水面の裏側にポリ袋を折り込んでいき，吸水シートにテープで固定します **図19** ．

⑤**図19** を裏返した面が下の **図20** の写真でその下の図は断面を示しています．吸水面に穴あきポリ袋が当てられた，こちらの面を創傷部に当てて使用します．

JCOPY 498-06374

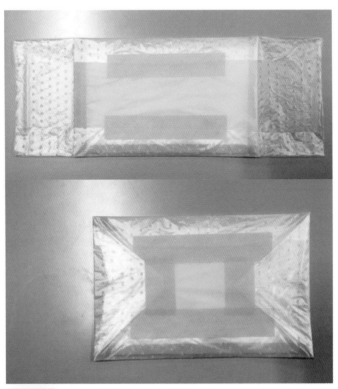

図 19　吸水シートにテープで固定

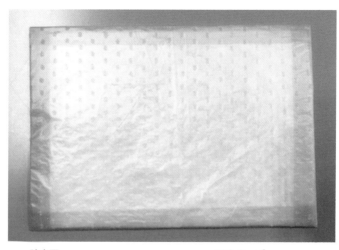

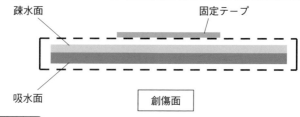

疎水面　　　　　　　　　　　　　固定テープ

吸水面　　　　　　　　創傷面

図20 完成形と使用方法

6章

軟膏剤

A　効果的な軟膏剤とは？

　創傷被覆材とともによく使われるのが軟膏やクリームですが，創傷治癒の観点から使用に適するものは，どのようなものがあるのでしょうか？

　軟膏とは油脂性基剤の塗り薬のことを指します．その代表格であるワセリンは石油由来の精製された鎖式飽和炭化水素（C_nH_{2n+2} と表記されます）の混合物で，疎水性の非常に安定した物質です．人体への毒性もきわめて低いので，創部への塗布も可能であり，創部からの乾燥を防いでくれます．

　一方，クリームはワセリンなどの基剤に水溶性の薬剤を溶かし込んでいるものです．本来，疎水性のワセリンと水溶性の薬剤とは混ざり合わないため，界面活性剤を混ぜ込んで乳化させて使用します．クリームが不透明な理由はこのためです．石鹸などにも使用される界面活性剤ですが，誤って目に入ったり，創部に入ったりすれば痛いことからでも明らかなように，細胞障害性があるため湿潤療法ではクリームは創傷や熱傷には使用しません．

　商品名の中にはクリームに対して「〜軟膏」とつけているものもあるので，表示名だけで判断はできないですが，見極めの1つとして，透明であるものは軟膏であり，不透明なものはクリームと考えて差し支えないと思います．

　そのような観点から「半透明な」軟膏剤は治療に適っており，著者は基本的に白色ワセリンを多用しています．またステロイド軟膏はⅠ度熱

白色ワセリン軟膏
ゲンタマイシン硫酸塩軟膏 ⇒薬価は約5〜10倍
ステロイド軟膏　　　　　⇒薬価は約20倍以上

図21 湿潤療法で使用する軟膏

クリーム（≒透過性のないもの）は，軟膏（脂溶性：主にワセリン）と薬剤（水溶性）を混ぜているが，分離しないように界面活性剤を入れているため，湿潤療法では使用しない．

傷のごく初期，熱傷後などの肥厚性瘢痕や接触性皮膚炎の治療の際に使用することがあります **図21** ．

7 章

消毒剤

A　消毒剤との付き合い方

　湿潤状態を保つことで上皮化が促進されるとするモイスト・ウント・ヒーリングでは，浸出液を阻害し，細胞を傷害する消毒剤は好まれません．その理由は細胞自体を傷害するため上皮化を遅延させるどころか，創傷を深くすることになりかねないためです．Balin らが低濃度ポビドンヨードはヒト培養皮膚の線維芽細胞の増殖を阻害することを報告[33]して以来，ポビドンヨードを創傷内消毒に使用するべきでないとする報告が見られるようになります．いろいろなガイドラインや報告でも急性創傷の消毒は創縁までであり，創内部への塗布は推奨されていません．

　創内への消毒処置は「創感染を起こさないように行っている」認識でいるのであって，目指している目標は正しいことなのですが，これでは Lister の 150 年前の認識と変わりません．彼はその当時勃興してきた細菌学という新しい分野を取り入れ，消毒・乾燥状態に創部をさらすことで感染の原因となる細菌を増殖させない方法を考えたのですが，しかしそれは細胞膜で構成されている私たち自身の細胞も同じように傷害されることとなり，結果的に創傷治癒は遅延します．つまり，感染は起こさないかもしれませんが，創傷もなかなか治らない．しかもこの方法は少し間違えば痂皮の下で死腔ができてしまい，消毒剤も届かない場所で感染が広がり，連日消毒処置を行っていたにもかかわらず，創感染を作ってしまうという皮肉な結果になることもあるのです．

　このように一生懸命に消毒処置をやっているとその目的を見失ってきます．

「さて自分は創傷を治したいのだろうか？　創感染を起こさないように
したいのだろうか？」

　もちろん，消毒処置の思考の根源は「創感染をきたすと創傷は治らな
い，ときに命を奪われかねない」ということです．しかし医療者が消毒
処置をやっていると「今日も感染は起こっていなさそうだ」と安堵感は
得られても「創傷が治らない」ことに気が回らなくなってきます．一方，
患者はそもそも感染など起こしていない創傷を早く治してほしいと思っ
ています．こうして医療者と患者の間に認識の乖離が生まれます．

　医療者は感染をきたしていないため創傷はいずれ治ると思い，患者は
感染など起こしていないのであれば，なぜ創傷がなかなか治らないのか
不安に思うわけです．そしてどれくらいの期間で治るのか尋ねると，明
確に答えてもらえないし，答えてもらった場合でもそのころまでに大概
治りません．消毒剤で常に創傷を傷害し続けているため自然な治癒経過
の予測が立たなくなるからです．

　そのため患者の方が消毒処置の概念から離れていきやすく，反対に医
療者は創感染がいま以上に起こるとして，その現象に警鐘を鳴らすこと
となります．消毒剤を使用せずに治療を行っていくモイスト・ウント・
ヒーリングや湿潤療法が広く世間に広まっていくのに対し，医療者の中
では共通認識となりにくい背景がこういったところにあるのかもしれま
せん．

　また，その消毒剤がどれくらいの濃度が一番有効か，どのくらいの時
間でその効果が発揮されるのかを考えたとき，私たちが普段実施してい
る消毒処置がどれほど有効なものなのか疑わしくなります．消毒薬の代
表格としてのポビドンヨードを例にとると，一般的に濃度10％（w/v）
の製剤が使用されていますが，Berkelman らは希釈したポビドンヨー
ドは殺菌作用が増強することを報告しており[34]，また Zamora はポビ
ドンヨード濃度が 0.1％以下では濃度が高くなるにつれて遊離ヨウ素の
濃度も高くなるものの，0.1％以上になると遊離ヨウ素の濃度が下がり，
逆に殺菌力が低下することを示しました[35]．さらにポビドンヨードは

徐放化されているため，その効果発現に約3〜4分程度かかります．それがおおむね溶液の乾燥するタイミングと同じなので，乾燥するまで待つことが言われていますが，乾燥させるために扇いだり，拭き取ったりするのは誤りです．

　つまり，普段私たちが使用しているポビドンヨード溶液を希釈せずに使用したり，消毒剤を塗布してから効果発現までの時間を十分に待機せずに処置を行っていたりしているのであれば，十分な消毒効果が得られているか疑問が残ります．著者はこのような消毒方法の改善をなくして，創部に消毒処置行うことを良しとする論拠を持ちません．故に創感染は消毒処置の有無ではなく，その後の処置の良し悪しではないかとも考えられます．

　実際にガイドラインにもあるように，急性創傷内に消毒剤を使用せずとも適切な湿潤療法を行うことで，感染をきたすことなく創傷や熱傷は治癒します．

　しかし，消毒剤は無用の長物ではありません．例えば感染症の患者から血液培養を採取する場合や，関節腔内への注射処置をする場合など，消毒をせずに処置することはあり得ません．培養採取では表皮の消毒処置を行わなければ，単に表皮に付着している細菌が混ざり込んでしまう可能性があるからです．また関節腔などの閉鎖空間に注射針での穿刺処置を行う場合も，表皮に付着している細菌を関節腔という閉鎖空間へ送り込むことになり（つまり死腔化します），化膿性関節炎を起こしてしまいます．

　消毒剤は表皮の付着菌，常在菌への処置として使うとしても，創傷内部に使用するものではありません．消毒剤との上手な付き合い方をしたいところです．

ドレナージの概念の重要性

A　一次治癒，二次治癒，三次治癒

　これまで深い創をテーマにお話をしてきましたが，同じように深い創でも処置の仕方によって治癒までの期間に差があり，3つに分類されます．

　一次治癒は，刃物など鋭利なものでスパッと切ってしまったような皮膚欠損部を伴わない創を，創縁を縫合して接着させて治す一次治癒で，大抵は抜糸までの約1週間程度で治ります．

　二次治癒は，創縁・創面に皮膚欠損部が生じて閉創できないため，開放創として保存的に治す二次治癒です．治癒までの期間は皮膚欠損部が補修用パテの役目をする肉芽組織に穴埋めされるまでが律速段階となるため，創自体の深さや範囲に左右されます．

　最後の三次治癒は，途中まで二次治癒と同じなのですが，組織欠損が大きいため，肉芽形成を促した後に縫合処置して閉創を試みるものです．前述した V.A.C.®システムをはじめとする NPWT の後で行うことがあります 図22 ．

B　一次治癒と湿潤療法

　これまで，湿潤療法を説明するために二次治癒を目指すイメージでお話してきました．しかし一般的な創処置とは，この一次治癒を指すことが多いと思います．救急外来では研修医が指導を受けながら縫合処置をしている光景をよく目にしますが，まさしくこれに当たります．

　では一次治癒は湿潤療法とは無関係なのでしょうか？ 答えからいい

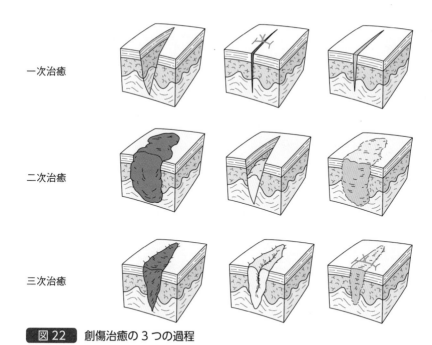

一次治癒

二次治癒

三次治癒

図22 創傷治癒の3つの過程

ますと，実は密接に関連しています.

　この一次治癒でもやはり凝固期，炎症期，増殖期，再構成期という治癒過程を経て閉創します．しかし皮膚欠損部はほとんどなく，また縫合により創縁同士が密着しています．そのため線維芽細胞から産生されるコラーゲン線維などは「補修用パテ」ではなく創面の「接着剤」の役割をします．日曜大工などをされた経験があれば，木材などを木工用ボンドで接着させる場合，少量の木工用ボンドで素材同士を密着させると，早く強力に接着することが容易に想像できるのではないでしょうか？これと同じようなイメージで創処置を行う，つまり少量の浸出液を維持しつつ創面を密着させるとしっかりと閉創できます.

　といっても実際にこのような処置を行おうとすると

　「少量の浸出液をどのように維持するのか？」

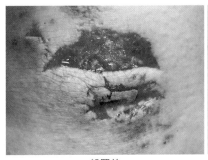 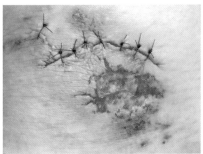

処置前 　　　　　　　　　　　　　　　　　　処置後

図 23 フラップ状の創縁のある創部
ナイロン糸による縫合はラフに行う.

「密着させるようにうまく縫合するにはどうするのか？」

「縫合により閉創させる場合，感染は起こらないのか？」

などといったことが問題になるかと思います．そこで，湿潤療法の概念
が必要になってきます．

これらは湿潤療法の概念が理解できていれば解決できます．具体的な
処置の写真を一緒に見ながら説明していきましょう **図 23** ．

このようなフラップ状の切創の場合，水洗後にナイロン糸にてラフに
縫合します．

その後，ワセリンを創口に塗布して，その縫合糸間からにじみ出てく
る血腫や浸出液を，重ね合わせたアルギン酸塩被覆材でやや厚めに覆っ
てポリウレタンフォームで圧迫固定します **図 24** ．

ここでの縫合処置とはあくまで元の状態に位置させることが目的で
す．縫合糸間を密にしてきっちり縫合する必要性はありません．むしろ
それでは浸出液の逃げ場がなくなり創内が死腔化します．むろんそれは
感染のリスクを増すことを意味します．また創部血流障害も併発し，創
部壊死を起こすこともあります．

縫合は創面がきちんと合ってさえいれば，ドレッシング材の厚みを利
用したテープによる圧迫処置によって死腔化を防ぎ，また密着した創面

 JCOPY 498-06374

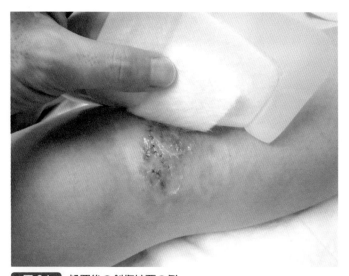

図 24　処置後の創傷被覆の例
ワセリンを創口に塗布して乾燥を防ぎ，その縫合糸間からにじみ出てくる血腫や浸出液を，アルギン酸塩被覆材で覆い，ポリウレタンフォームで圧迫固定する．

は乾燥しないため，必要最小限の浸出液を確保できます．ただし，その際に創口が乾燥してしまえば，いくら創内が湿潤していてもドレナージされません．湿潤療法の概念ではまさしくこの創口を湿潤に保ちつつ，にじみ出てくる過剰な浸出液をドレナージするということが重要になってきます．著者は汚染された創はもちろん，比較的清潔な創処置後にも不必要な炎症をきたさないように同処置を施しています．そしてこのような創傷はほとんどの場合，処置翌日には出血や浸出液の量が落ち着き，創内は密着するため，その後は抜糸するまでの約 1 週間を一般的な絆創膏での被覆で問題なく過ごせます．

　このように一次治癒であっても湿潤療法は大切な概念であることがおわかりいただけたかと思います．確かに一次治癒を目指して縫合処置をする場合，その後のドレッシングをガーゼや絆創膏で行っても特に感染

を起こさずに治ることは見られる光景です．しかし，それは一般的に一次治癒に至る創傷は浸出液が"たまたま"少なく，創汚染も"たまたま"ひどくないためであり，このような処置を繰り返していると，いつかある時点で創感染を経験することになります．ですので二次治癒だけでなく一次治癒にも湿潤療法は必要です．

C　ドレナージ方法

　二次治癒では開放創から排出される浸出液の量に合わせて適切なドレッシング材を当て，適宜それを取り換えることでドレナージの原理が働きます．

　しかし，一次治癒の場合は創傷自体が小さければ問題はないのですが，大きな創傷や咬傷のように一見小さいようでいて深い創傷は，そのままドレッシング材で被覆するとドレナージ不良によって死腔化し，創部感染を起こすことがあります．そういった場合はドレナージカテーテルを創内に入れ，創底部に滞留している血液や浸出液を毛細管現象によって創外に排出させることが必要です．

1　大きな挫創の場合

　持続的な少量の出血（oozing と表現します）が継続している，もしくは浸出液の量が多いなどの場合はペンローズドレーンを使用し，創部の大きさに合わせて外径4〜8mm までの物を使い分けています（図25）．

　著者はこれを創部に使用する際，剪刀で縦に端から端まで切り込みを入れて使用します．これは，チューブ先端のみからより，切り込みを通してチューブサイドからもドレナージ効果を得るためです（図26）．

　胸腔ドレナージや腹腔ドレナージのように排液量が多いものの場合，排液管を床に近いところに位置させておけば，サイフォンの原理で排液バッグに自然に流れ込むため，内部のドレナージが可能です．しかし，ある程度の止血を行ってもじわっとにじみ出るような出血や，拭き取っ

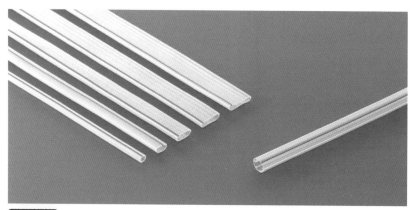

図 25 ペンローズドレーン AR®

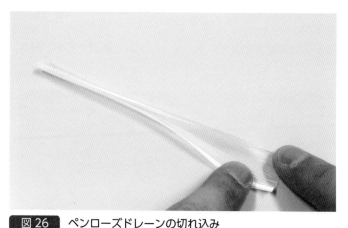

図 26 ペンローズドレーンの切れ込み
剪刀で縦に端から端まで切り込みを入れることで，チューブ先端のみからだけでなく，切り込みを通してチューブサイドからもドレナージ効果が得られる．

ても出てくる浸出液がある創部のドレナージでは，先ほどのように長いドレナージチューブを留置したり，排液バッグをぶら下げたりはできません．そこでそれらを吸水するために保水能力の高いドレッシング材を

選択しドレナージチューブの上に被覆します．そうすることで血液や浸出液が毛細管現象でドレナージチューブを伝って流れ出し，ドレッシング材の吸水という原理の働きによって排液が促されます．

2 小さな挫創，咬傷などの場合

図27 のような小さな創の場合，ペンローズドレーンのような太いドレーンは留置できない，もしくは留置してしまうと創面同士を合わせることができないなど，適当な選択ではありません．しかし，だからと言ってドレナージしなければ高率で創感染を起こします．このような場合は，ナイロン糸をドレナージチューブとして代用します．

　ナイロン糸はコシが弱いため， 図28 のように紙縒り状にして使用すると先端が丸くなることもあり，狭い創口から創内部まで刺入しやすくなります．

　そして先ほどと同じようにドレッシング材で被覆を行い，効果的なド

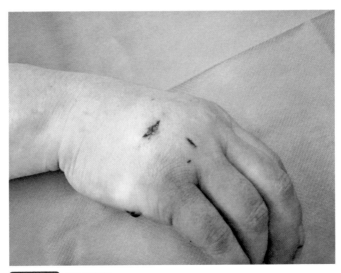

図27 動物咬傷
動物咬傷は創口が狭いが，深い創であり，ドレナージが必要となる．

レナージ処置を施すことで創感染を防ぎます.

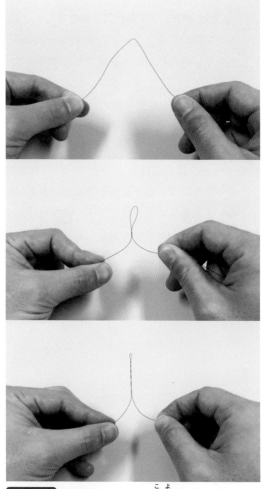

図 28 ナイロン糸による紙縒りの作り方

ナイロン糸の両端を持って, 捩じり先端をループ状にして紙テープなどで固定して使用する. ループ状にすることで創部に刺入する際に引っかかりにくい. このループをより小さくすることで小さい創口でも刺入しやすい.

D　ドレナージ処置の適応は？

　このようにドレナージの話をすると

　「ドレナージ処置はどのような場合に必要なのでしょうか？」
という適応について聞かれることがあります．それに対して，著者の尊敬する井上哲也先生が仰られたことが要点を簡潔に述べていると思いました．

　「基本的にドレナージが不必要な創処置はない．逆にどのように処置すればドレナージが必要でなくなるかを考えなさい」

　誠に正鵠を得た回答だと思います．死腔を作らない処置としてドレナージは必要ですが，比較的清潔な創傷で，浸出液が少なく，創を密着・固定できるのであれば，必ずしも必要でないかもしれません．しかし，それはそのときの創傷のコンディションに左右されますので，各々判断が必要となることが現実です．施した処置で死腔ができないと思うのであればドレナージ処置をしなくてもよいでしょう．

9章

処置後に処方するとしたら…

いままで創処置に対して述べてきましたが，ここでさらに効果を上げることとして，処置後薬があります．ここではその具体例をあげていきます．

A　抗菌薬

1　抗菌薬はどのようなときに必要か？

1999 年，CDC（米国疾病管理予防局）が公表したガイドラインにおいて手術部位感染を予防する対策の1つとして「切開時に血清および組織に殺菌濃度が確立されるように調整すること」とされ，執刀開始1時間以内に適切に予防的抗菌薬を投与することが一般的となりました [36]．2017 年に改訂版が出ましたが，それは継承されています [37]．

その影響もあり救急外来での外傷処置を行う際も抗菌薬を予防投与する場面はよく見られます．処置時に抗菌薬の点滴を行い，内服薬を3日間ほど処方するという具合です．手術創が清潔野で行われている操作なのと違い，普通に歩いている人や自転車に乗っている人がアスファルトや砂地の上で転倒するため，創部の汚染は手術創より明らかにひどいと考えられ，予防投与といえども妥当な処置と言えるかもしれませんが，特にエビデンスがあるわけではありません．因みによく使われる予防抗菌薬としてはセファゾリン Na 1g の静脈投与です．

また，イヌ・ネコ・ヒトが多い動物咬傷は汚染創であり，前述したように創口が狭く深い創であるため感染を起こしやすく，予防的抗菌薬が推奨されます．予防にも治療にも使用できるものとして amoxicillin-clavulanate を投与します．具体的にはサワシリン®250mg とオーグメ

ンチン®250mg を 1 日 3 回の処方です．予防として 3～5 日間，治療としては 5～14 日間投与します[38]．

　ただ，このような汚染創であっても初療で水洗を行い，ドレナージを施せば，抗菌薬投与はせずとも感染に至ることなく治ることは見受けられます．しかし，抗菌薬の予防投与と湿潤療法がどこまでその住み分けを線引きできるかは，現状では結論に至りません．

　もちろん創部に炎症が認められる場合は抗菌薬の投与を行います．感染はもちろん抗菌薬で治療しますので，それに異論はないと思います．その一方で創処置後に熱が出たと救急を受診される，または紹介される患者の中には，創感染に至っていない方がいます．つまり創部に炎症所見がないにもかかわらず，創傷の処置後だから感染を起こしたのではないかと判断されることがあるのです．そういった場合は外傷後の反応性の熱であったり，単に風邪を併発しただけであったりすることが多く，経過観察で改善していきます．基本的な姿勢として創感染かどうかは，創部に炎症所見があるか否かです．

　炎症の徴候はローマ時代に活躍したケルスス（Aulus Cornelius Celsus）が提唱した，発赤，熱感，腫脹，疼痛です．これらどれも有していない局所感染症とされたもので，実際同部位の感染症だったことはあまりありません．あまりとしたのは必ず感染でないとは言い切れないことがあるためです．例えば慢性骨髄炎や壊死性筋膜炎のごく初期の時期などがそれに当たり，MRI や造影 CT などの画像検査や侵襲的な検査が有用なことがあります．また背景として糖尿病や関節リウマチなどの免疫不全状態の方は臨床症状に乏しいこともある可能性があります．しかし一般外来で目にする頻度としては非常に低いですし，後に 4 徴候のいずれか（特に疼痛症状）が出現してきます．このような点を抑えた上で，初めから「シマウマ」を追いかけ過ぎず，検査前確率の高いものを想定して対処する方が合目的的です．

　少し話が逸れましたが発赤，熱感，腫脹，疼痛を有しない場合，基本姿勢として局所感染に至っていないとして抗菌薬投与を控えて，きちん

とした湿潤療法を行って経過をみることは間違った選択ではありません.

　また熱傷の場合は，それだけで予防的抗菌薬は投与しません．熱傷診療ガイドラインでも「予防的抗菌薬全身投与は一般的には不要であり推奨されない」とされていますし[39]，コクランのレビューでも予防的抗菌薬の効果は示されていません[40]．このように熱傷が限局しているのであれば，熱傷部の処置と対症療法で十分です．

B ## 破傷風トキソイド・テタノブリンIH®

　感染予防としては一般細菌より破傷風に対する予防投与が大切です．破傷風は年間約100人以上の罹患患者が報告され，致死率はこの10年程度は10%弱で推移しています[41]．また発症後は集中治療管理が必要となることが多く，程度にはよりますが患者の苦痛も1カ月弱は継続するため，予防が大切になってきます．

　破傷風トキソイドとテタノブリンIH®は，患者の免疫記憶の有無とその汚染度で対応が異なってきますので，適宜確認が必要です 表5 ．破傷風ワクチンである三種混合ワクチンが日本で義務化されたのは1968（昭和43）年4月からであり，それ以前の出生者では基本的に免疫がありません．そのため，免疫記憶のない患者にはその後2回接種を行うこととなります．また破傷風に罹患しても免疫記憶は成立しません

表5 破傷風トキソイド，テタノブリンIH®の投与基準

基礎免疫	最後にトキソイド接種を受けてからの経年	汚染創	清潔創
なし	—	テタノブリンIH 250IU iv 破傷風トキソイド3回	破傷風トキソイド3回
あり	5年以上	破傷風トキソイド1回	10年以上経過の場合 破傷風トキソイド1回
	5年未満	追加接種不要	

ので，罹患の有無にかかわらず，引き続き破傷風ワクチンの接種が必要となります．

また，あまり知られていませんが，破傷風トキソイドとテタノブリンIH®を同時に投与する際は，それぞれ対側に投与すべきとされているので覚えておいて下さい[42]．

C 鎮痛薬

初療医として一般的に処方する薬剤は NSAIDs と呼ばれる非ステロイド性抗炎症薬です．シクロオキシゲナーゼ（COX）を阻害することで，発痛増強物質であるプロスタグランジンの合成を抑制し，鎮痛・解熱・抗炎症作用を発揮します．しかし，これには胃潰瘍や腎障害などを起こすという有名な副作用があります．

そのため筆者はアセトアミノフェンを屯用処方することがしばしばです．鎮痛・解熱作用はあるものの，抗炎症作用を有さないアセトアミノフェンは NSAIDs に分類されていませんが，中枢側である脳から脊髄へと下行性に痛みを抑制するシグナルを伝達する経路を活性化することで鎮痛効果をもたらすとされています．以前は少量投与で鎮痛効果があまり期待できないものでしたが，2011 年にわが国でも諸外国と同等量を使用できるように改訂され，有効な鎮痛効果が得られるようになりました．肝機能障害に注意しながらも 4,000mg/日まで使用可能であり，疼痛時にアセトアミノフェン 600mg 屯用で 6 時間空けて使用可として処方します．

D 漢方薬

創処置後の患者に対して上記の 2 種類の処方が一般的です．しかし，筆者が是非ともお勧めしたいのが，治打撲一方という漢方エキス剤です．

「…こんなひどい傷に漢方ですか？」と思われた方もおられると思いますが，個人としてはきちんと創傷処置をした後であれば，上記 2 剤よ

りもこの漢方 1 剤の方が効く印象を持っています．

　創傷処置の本ですので漢方のことを深くお話しすることはしませんが，基本的に打撲も含めた外傷は「瘀血」と呼ばれる状態にあり，静脈血のうっ滞を伴っています．この治打撲一方は強力な駆瘀血剤で，内服した後から効力を発揮するとも言われています．鈴木らは指輪のサイズ測定に使用するリングゲージを用いて，上肢手術後の手指腫脹に対する治打撲一方の効果を検討しています．上肢手術後に罹患指の腫脹が消退するまで同エキス剤を処方した 112 例と処方しなかった 134 例の腫脹消退期間を調べ，外傷手術における腫脹消退までの平均期間は治打撲一方群の方が有意に短く（P = 0.001），またすべての観察期間で消退効果が強いことを報告しています [43]．また Nakae らは手術を要さない肋骨骨折患者に治打撲一方と NSAIDs を無作為に投与して比較検討し，治打撲一方群は NSAIDs 群よりも治療期間が短くなることを報告しています [44]．別の報告では四肢骨折を受傷した 50 例を対象に治打撲一方の有用性を検討し，治打撲一方単独で治療できた症例は 88％ であったとしています [45]．

　漢方エキス剤ですが，このようなデータも出てきており，患者の苦痛をとるという面ではかなり有効ではないかと思います．以下の写真は著者が経験した外傷症例ですが，顔面外傷患者の当日の写真 図 29a と治打撲一方を処方した翌日の写真 図 29b です．当日は血種で腫れ上がってしまい，開眼がままならない状況でしたが，翌日受診時には腫れも引き，開眼できるようになっています．そのため眼科へのアクセスを早めることができました．

　治打撲一方の取り扱いのないところでは，治打撲一方には及ばないものの，桂枝茯苓丸や通導散といった漢方エキス剤でも代用できます．

　注意点として，これらのエキス剤には共通して大黄という生薬が使用されています．これはセンノシドが主成分となっているので，内服すると下痢をきたします．それ自体は特に問題ないのですが，もともと下剤などを併用されている患者には治打撲一方を内服している間は，それを

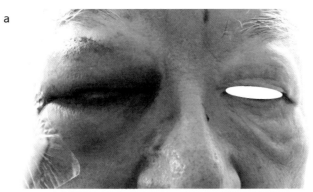

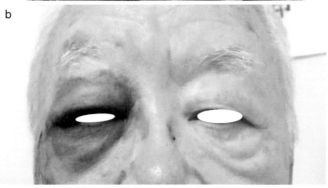

図 29 治打撲一方の使用例

a. 受傷直後

b. 受傷1日目（治打撲一方服用後）

控えていただくよう説明しておく必要があります．また治打撲一方と桂枝茯苓丸には桂皮，つまりシナモンが入っており，シナモンアレルギーの方は控えた方がいいでしょう．このような確認事項はありますが，大変使いやすい処方薬であると思います．

10章

肥厚性瘢痕・ケロイド

　本書の第2章で創傷治癒過程を説明しましたが，正常な創であれば再構成期の経過として，当初は赤〜ピンク色となり，徐々に赤みが引き，その後一時的に色素沈着（茶色く色がつく）が起きることはありますが，それもしばらくすると目立たない白い傷となり落ち着くという色調変化を説明しました．

　しかしなかにはこのような自然経過に至らず，治療後に肥厚性瘢痕やケロイドといった異常瘢痕が見られることがあります 図30 ．肥厚性瘢痕は創の範囲を超えず垂直方向に増殖する瘢痕，ケロイドは創の範囲を超えて広がり続ける瘢痕を言います [46]．

　これらへの対応として保存的にはステロイド剤の局所注射や外用，フ

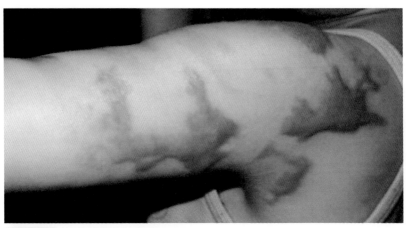

図30 熱傷後の肥厚性瘢痕の例

ルドロキシコルチド貼付剤（ドレニゾンテープ®）などの使用，シリコンジェルシート貼付などで赤みを帯びた瘢痕が徐々に落ち着いてきます．また外科的手術切除を行う場合もありますが，このような判断が困難な場合は専門医に相談する方がいいでしょう．

JCOPY 498-06374

11 章

症例提示

　これまでモイスト・ウント・ヒーリングとの違いを明確にしながら，湿潤療法の概念を述べてきました．読者の方の創傷・熱傷の湿潤療法の在り方に対する疑問やわだかまりが，少しでも解けたならうれしい限りです．

　そして，今度は皆さんがそれらを実践していただくことが大切です．

　ここから数例ですが，症例提示を行います．ここで学んだことを総動員して治療の選択を行ってみてください．もちろん答えは 1 つではありませんが，考え方を共有できれば，湿潤療法を実践する際の足掛かりになるはずです．

> 症例 1 2歳 2 カ月，男児．
>
> 遊んでいて手掌を受傷．水洗後の写真 図31a を示します．
> この創部は地面に手をついていたので，創内部も細かい砂などで汚染されていました．
>
> もちろんこの時点では感染徴候はありません．深さは約 5mm 程度で，止血はできています．
>
> 正解は 1 つではありません．ご自身であればどのように処置されるか，想像してみてください．

　筆者はこれをワセリン軟膏で塗布した後に，ポリウレタンフォームにて被覆しました．翌日の状態が次の写真です 図31b ．

　当日，水道水にて洗浄しましたが，十分には汚染を除去できませんでした．しかし，創部を湿潤状態に保ったことで痂皮が形成されずにオープンドレナージが可能となり，排液とともに土砂などが一緒に排出されているのがわかります．再度洗浄して，同様の処置を自宅でご両親にしていただいたところ，第 8 病日には閉創しました 図31c ．

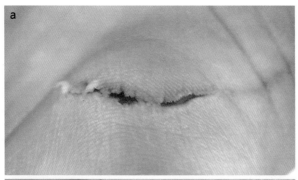

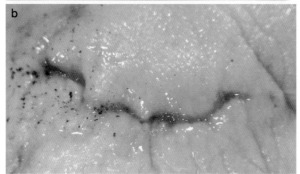

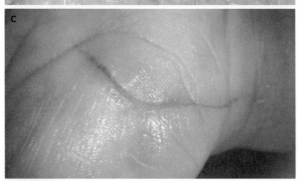

図 31 **手掌部挫創**

a. 来院時の創部

b. 来院翌日：来院時，十分に洗浄できなかったが，創部を湿潤
状態を保つことで（痂皮形成阻害のため）オープンドレナージが
可能となり，土砂などが一緒に排出されているのがわかる．

c. 閉創時

症例 2 40 歳代，男性．

転落して左眉部を受傷．水洗後の写真 図 32a を示します．
この創部も血種などで汚染されていました．また止血は十分ではなく，oozing している状態でした．深さは約 1cm 程度です．

正解は 1 つではありません．ご自身であればどのように処置されるか，想像してみてください．

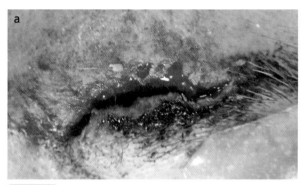

図 32 眉部挫創
a．来院時の創部

筆者はこれを 5-0 ナイロン糸で単結節縫合した後 図 32b に，ワセリン軟膏塗布し，アルギン酸塩材にて被覆しました．そしてその固定にポリウレタンフィルムを使用してテンションをかけて圧迫しています 図 32c ．

創処置の基本は止血が得られていることですが，この程度であれば縫合することで止血できます．また圧迫をかけることで，縫合糸間からわずかに出てくる出血と浸出液を外に排出させることができ，死腔をなくすことが可能です．そうすることで創面同士を密着させることができ，閉創が促されます．この方は第 10 病日に抜糸できました 図 33 ．

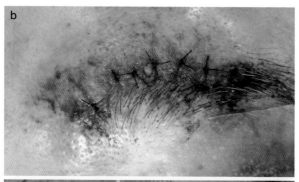

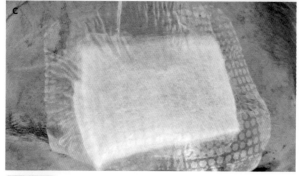

図32　眉部挫創
b.　縫合処置後
c.　創傷被覆材で被覆した状態：縫合後にアルギン酸塩被覆材の
厚みを利用してポリウレタンフィルムで固定することで圧迫する
ことができる．

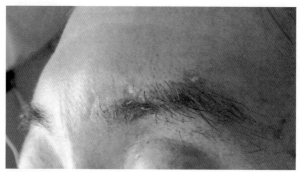

図33　眉部挫創（閉創後）

> **症例3** 60歳代，男性.
>
> 誤って電動サンダーを自身の大腿部に落としてしまい受傷. 来院時の写真 **図34** を示します.
>
> この創も汚染があり，oozing している状態でした. 幸い皮下までの創でしたが，深いところでは約 3cm 程度あります.
>
> 正解は1つではありません. ご自身であればどのように処置されるか，想像してみてください.

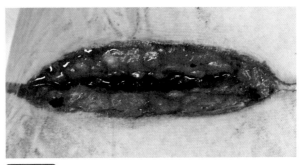

図34 大腿部挫創
幸い皮下までの創であったが，深く汚染が見られた.

　筆者はこれを 5-0 ナイロン糸で単結節縫合する際に **図35a**，割を入れたペンローズドレーンを創部に挿入しました **図35b**．このような深く，汚染の強い創はドレナージチューブを入れることで，排液を促すことが可能となり，また死腔をなくすことができます. さらに創部全体にワセリン軟膏を塗布しポリウレタンフォームで被覆しました. これは縫合糸間のドレナージを促す目的があります. ポリウレタンフォームの固定は医療用テープで軽く止めた後に包帯で巻いて止めています. 第7病日で半分抜糸し，第11病日で全抜糸しました **図36**．なお，ドレーン挿入部は引き続き，ポリウレタンフォームで被覆することで，これもその後1週間程で閉創しました.

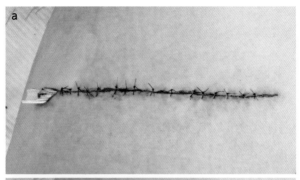

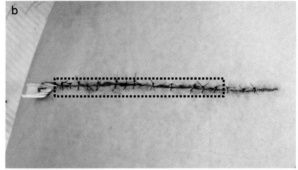

図35 処置後

a. 縫合後
b. 点線部分がペンローズドレーンが入っている範囲

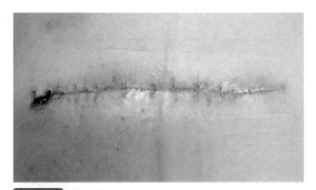

図36 抜糸後

ドレーン挿入部分もこの後約1週間で閉創した.

症例4 50歳代，女性.

イヌに手を噛まれて来院．洗浄後の写真 図37 を示します．
この創は外観的には特に汚染は目立ちません．oozing もごく軽度
です．

正解は 1 つではありません．ご自身であればどのように処置される
か，想像してみてください．

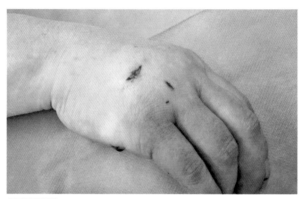

図37 イヌ咬傷

　動物咬傷は入口は狭いですが，奥が深い汚染創になっています．その
ため，ドレナージを行わなければ炎症を起こしてしまいます．筆者はこ
れをナイロン糸で作った紙縒りをドレナージチューブとして使用し，創
部に挿入して医療用テープで固定しました 図38 ．こうすることで排
液を促すことができ，死腔をなくすことができます．また創口に痂皮形
成をしないようにワセリン軟膏を塗布してポリウレタンフォームで被覆
しました．最後に包帯で巻いて止めています．この方は第14病日に閉
創しました 図39 ．

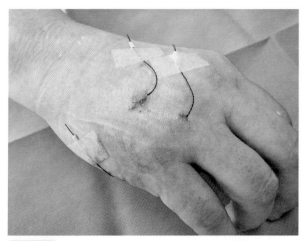

図 38 ナイロン糸ドレナージを挿入した状態

ナイロン糸で作った紙縒りをドレナージチューブとして使用し，創部に挿入して医療用テープで固定した．

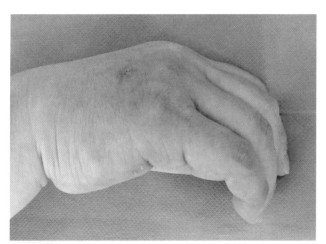

図 39 閉創した状態

最後に…

　著者は約 6 年前に救急科で創傷・熱傷治療が完結できないかと考え
て，救急外来に「キズ・やけど外来」を併設しました．大規模病院から
一般の総合病院に移ったこともあり，重傷患者の割合は減りましたが，
創傷・熱傷は頻繁に目にするものでした．しかし，軽傷であってもきち
んと最後まで治療を行ったことは，高エネルギー外傷や重症熱傷を対応
する救急医として大変有意義なことでした．つまり基礎ができていない
のに advanced なことは見えてきません．私が本書を書くことができた
のは夏井先生の御指導もさることながら，自分の必要に駆られてのこと
でもありました．

　本書は湿潤療法の basic に当たることを述べてきました．それはもち
ろん救急医だけでなく，外科系医師や総合診療医にも必要な知識でもあ
ります．

　一般的に湿潤療法はモイスト・ウント・ヒーリングの訳語だと認識さ
れていることが多いのですが，本書を通してその違いがおわかりいただ
けたでしょうか？　その認識の欠如が肯定派も否定派もお互いの誤解と
なり，その湿潤療法の持つポテンシャルを封じ込めてしまう原因の 1 つ
になっているのかもしれません．

　湿潤療法自体はそれほど難しいことはなく，むしろその簡便さが魅力
です．湿潤療法は創傷治療の一分野であり，多くページを割ける程に内
容はありませんが，大変汎用性が高いのです．

　あとはその正しい認識の下，実践あるのみです．湿潤療法が皆様の身
近な選択肢になることを願っています．

　最後になりましたが，私の湿潤療法の師である夏井睦先生，日々の診
療に常に的確な助言をして下さいました望月吉彦先生，井上哲也先生，
また推薦の御言葉を戴きました中永士師明先生にこの場をお借りして感
謝の意を表します．

入 江 康 仁

〔参考文献〕

1) ルチャーノ・ステルペローネ. 医学の歴史. 東京: 原書房; 2009. p.87.

2) Mettler CC. History of medicine. Birmingham (AL): Classics of Medicine Library; 1986.

3) Ambroise Paré. "A Surgeon in the Field" in The Portable Renaissance Reader. Ross JB and McLaughlin MM, editors. New York: Viking Penguin: 1981. p.558-63.

4) Wyklicky H, Skopec M. Ignaz Philipp Semmelweis, the prophet of bacteriology. Infect Control. 1983; 4: 367-70.

5) Potter P. Ignaz Philipp Semmelweis (1818-65). Emerging infectious diseases. 2001; 7: 368.

6) Lister J. On the antiseptic principle in the practice of surgery. Lancet. 1867; 90: 353-6.

7) Fleming A. The action of chemical and physiological antiseptics in a septic wound. Br J Surg. 1919; 7: 99-129.

8) Joseph C. Management of the cocoanut grove burns at the Massachusetts General Hospital. Philadelphia: Lippincott; 1943.

9) Odland GF. The fine structure of the interrelationship of cells in the human epidermis. J Biophys Biochem Cytol. 1958; 4: 529-38.

10) Winter GD. Formation of the scab and the rate of epithelization of superficial wound in the skin of the young domestic pig. Nature. 1962; 19: 293-4.

11) Hinman CD, Mainbach HI. Effect of air exposure and occlusion on experimental human skin wounds. Nature. 1963; 26: 377-8.

12) 「なつい式湿潤療法®」の条件. http://www.wound-treatment.jp/natsui.htm (accessed 2019.12.25).

13) 清水 宏. あたらしい皮膚科学. 2版. 東京: 中山書店; 2011. p.1.

14) 清水 宏. あたらしい皮膚科学. 2版. 東京: 中山書店; 2011. p.3.

15) Singer AJ, Clark RA. Cutaneous wound healing. N Engl J Med. 1999; 341: 738-46.

16) Chester D, Brown AC. The role of biophysical properties of provisional matrix proteins in wound repair. Matrix Biol. 2017; 60-1: 124-40.

17) Pence BD, Woods JA. Exercise, obesity, and cutaneous wound healing: Evidence from rodent and human studies. Adv Wound Care (New Rochelle). 2014; 3: 71-9.

18) 倉本 秋. 創傷治癒の局所因子. In: 穴澤貞夫, 監修. ドレッシング—新しい

創傷管理―. 2 版. 東京: へるす出版; 2010. p.41-7.

19) Winter GD. A note on wound healing under dressings with special reference to perforated-film dressings. J Invest Dermatol. 1965; 45: 299-302.
20) Varghese MC, Balin AK, Carter DM, et al. Local environment of chronic wounds under synthetic dressings. Arch Dermatol. 1986; 122: 52-7.
21) Kaufman T, Berger J. Topical pH and burn wound healing- A review. In: Ryan TJ, editor. Beyond occlusion -Wound care proceedings. London: Royal Society of Medicine Services; 1988. p.55-9.
22) Gimbel NS, Farris W. Skin grafting. The influence of surface temperature on the epithelization rate of split thickness skin donor sites. Arch Surg. 1966; 92: 554-7.
23) Myers JA. Modern plastic surgical dressings. Hlth Soc Serv J. 1982; 92: 336-7.
24) Lock PM. The effect of temperature on moistic activity at the edge of experimental wounds. In: Lundgren A, Soner AB, editors. Symposia on wound healing―Plastic, surgical and dermatologic aspects. Sweden: Molndal; 1980. p.103-9.
25) Winter GD. Healing of skin wounds and the influence of dressings on the repair process. In: Harkiss KJ, editor. Surgical dressings and wound healing. London: Bradford University Press; 1971. p.46-60.
26) Makino R, Tanaka T, Iizuka T. Stoichiometric conversion of oxygen to superoxide anion during the respiratory burst in neutrophils. Direct evidence by a new method for measurement of superoxide anion with diacetyldeuteroheme-substituted horseradish peroxidase. J Biol Chem. 1986; 261: 11444-7.
27) 金ヶ崎士朗. 白血球と活性酸素. 日本細菌学雑誌. 1992; 47. 671-8.
28) Silver IA. The physiology of wound healing. In: Hunt TK, editor. Wound healing and wound infection; Theory and surgical practice. New York: Appleton-Century-Crofts; 1980. p.11-31.
29) Knighton DR, Silver IA, Hunt TK. Regulation of wound-healing angiogenesis-effect of oxygen gradients and inspired oxygen concentration. Surgery. 1981; 90: 262-70.
30) Kanzler MH, Gorsulowsky DC, Swanson NA. Basic mechanisms in the healing cutaneous wound. J Dermatol Surg Oncol. 1986; 12: 1156-64.

31) Mullner T, Mrkonjic L, Kwasny O, et al. The use of negative pressure to promote the healing of tissue defects: a clinical trial using the vacuum sealing technique. Br J Plast Surg. 1997; 50: 194-9.

32) Grauhan O, Navasardyan A, Hofmann M, et al. Prevention of poststernotomy wound infections in obese patients by negative pressure wound therapy. J Thorac Cardiovasc Surg. 2013; 145: 1387-92.

33) Balin AK, Pratt L. Dilute povidone-iodine solutions inhibit human skin fibroblast growth. Dermatol Surg. 2002; 28: 210-4.

34) Berkelman RL, Holland BW, Anderson RL. Increased bactericidal activity of dilute preparations of povidone-iodine solutions. J Clin Microbiol. 1982; 15: 635-9.

35) Zamora JL. Chemical and microbiologic characteristics and toxicity of povidone-iodine solutions. Am J Surg. 1986; 151: 400-6.

36) Mangram AJ, Horan TC, Pearson ML, et al. Guideline for prevention of surgical site infection, 1999. Centers for Disease Control and Prevention (CDC) Hospital Infection Control Practices Advisory Committee. Am J Infect Control. 1999; 27: 97-132.

37) Berríos-Torres SI, Umscheid CA, Bratzler DW. Centers for Disease Control and Prevention Guideline for the Prevention of Surgical Site Infection, 2017. JAMA Surg. 2017; 152: 784-91.

38) Baddour LM, Harper M, Wolfson AB, et al. Animal bites (dogs, cats, and other animals): Evaluation and management. UpToDate. last updated May 08, 2019.

39) 日本熱傷学会学術委員会. 熱傷診療ガイドライン. 改訂第2版. 東京: 春恒社; 2015. p.81-3.

40) Barajas-Nava LA, López-Alcalde J, Roqué i Figuls M, et al. Antibiotic prophylaxis for preventing burn wound infection. Cochrane Database Syst Rev. 2013; 6: CD008738.

41) 厚生労働省人口動態調査. https://www.mhlw.go.jp/toukei/list/81-1a.html (accessed 2019.12.30).

42) Sexton DJ, Bartlett JG, Sullivan M. Tetanus. UpToDate. last updated Aug 03, 2018.

43) 鈴木　拓, 吉田祐文. 上肢手術後の手指腫脹に対する治打撲一方エキス剤の有効性—リングゲージを用いた検討—. 日東医誌. 2016; 67: 221-4.

44) Nakae H, Yokoi A, Kodama H, et al. Comparison of the effects on rib fracture between the traditional Japanese medicine jidabokuippo

and nonsteroidal anti-inflammatory drugs: a randomized controlled trial. Evid Based Complement Alternat Med. 2012; 2012: 837958.

45) Nakae H, Hebiguchi M. Okuyama M. Jidabokuippo use in patients with fractures of the extremities. Pers Med Univers. 2015; 4: 66-9.

46) Mustoe TA, Cooter RD, Gold MH, et al. International clinical recommendations on scar management. Plast Reconstr Surg. 2002; 110: 560-71.

JCOPY 498-06374

索　引

著者略歴

入江康仁（いりえやすひと）

2008 年　新日鉄広畑病院（現 製鉄記念広畑病院）初期臨床研修医
2010 年　聖マリアンナ医科大学病院 救急医学講座 入局
2014 年　聖隷横浜病院 救急科/キズ・やけど外来 主任医長
2019 年　秋田大学大学院医学系研究科 救急・集中治療医学講座 入局
　　　　　現在に至る

しつじゅんりょうほう　かんが　かた　つか　かた
湿潤療法の考え方，使い方　　　　　　　©

発　行　2020 年 6 月 5 日　1 版 1 刷

著　者　いりえ　やす　ひと
　　　　入江康仁

発行者　株式会社　中外医学社
　　　　代表取締役　青木　滋
　　　　〒162-0805　東京都新宿区矢来町 62
　　　　電　話　（03）3268-2701（代）
　　　　振替口座　00190-1-98814 番

印刷・製本/横山印刷㈱　　　　　　〈HY・YT〉
ISBN978-4-498-06374-7　　　　Printed in Japan